Syed Abid Altaf Bukhari

Análise espacial em ortodontia: Representação 3D de modelos de estudo

Syed Abid Altaf Bukhari

Análise espacial em ortodontia: Representação 3D de modelos de estudo

ScienciaScripts

Imprint

Cover image: www.ingimage.com

This book is a translation from the original published under ISBN 978-3-659-84843-8.

Publisher:
Sciencia Scripts
is a trademark of
Dodo Books Indian Ocean Ltd. and OmniScriptum S.R.L publishing group

120 High Road, East Finchley, London, N2 9ED, United Kingdom
Str. Armeneasca 28/1, office 1, Chisinau MD-2012, Republic of Moldova, Europe
Managing Directors: Ieva Konstantinova, Victoria Ursu
info@omniscriptum.com

Printed at: see last page
ISBN: 978-620-8-60790-6

ÍNDICE DE CONTEÚDOS

RECONHECIMENTO

Este trabalho não teria sido possível sem a graça e as bênçãos de Deus Todo-Poderoso. Peço-lhe as suas bênçãos e a orientação espiritual que sempre derramou sobre mim e sobre a minha família. Considero um privilégio expressar um imenso sentimento de gratidão aos meus respeitados professores, Dr. A.Kaladhar Reddy, Dr. S.B.V.Ramana Reddy, Dr. R.Madhukar Reddy, Dr. S.Dharmander Reddy, Dr. C.Manjunatha Reddy e Dr. N.Viveka Vardhan Reddy. Os meus agradecimentos vão para o Dr. Karthik Bhanushali, Diretor da Quadrant Dental Solution, Mumbai, por ter tido a amabilidade de me proporcionar todas as facilidades necessárias, orientação, ajuda atempada e sincera durante o curso da minha dissertação.

Todas as palavras do léxico serão inúteis e sem sentido, se eu não divulgar o meu sentimento de extrema consideração para com os meus pais, o seu amor abundante, a sua resistência, o seu apoio eterno e as suas orações intermináveis, sem os quais este trabalho teria sido uma ilusão. Quando se trata de emoções, as palavras deixam de ter significado e isso acontece quando penso na minha mulher. Agradeço-lhe do fundo do coração por ter estado comigo nos bons e nos maus momentos e por ter provado ser não apenas uma parte, mas o coração da minha vida. Devo todo o sucesso da minha vida às pessoas mais dotadas das nossas vidas: Imaad e Tamin. Quando olho para trás, para a odisseia que me conduziu a esta fase, onde me encontro hoje com o núcleo do meu esforço académico, não tenho palavras para exprimir os meus cumprimentos a todos os meus professores que se esforçaram por me trazer até esta fase. Acima de tudo, inclino a minha cabeça perante Deus Todo-Poderoso, louvado seja Ele por me ter guiado para a felicidade e peço o Seu perdão.

Escusado será dizer que todas as omissões e erros são meus.

Dr. Syed Abid Altaf Bukhari

Capítulo 1

INTRODUÇÃO

Os modelos de estudo em gesso têm sido o "padrão de ouro" em ortodontia como uma ferramenta reconhecida para o diagnóstico, planeamento do tratamento, progresso do tratamento, resultados do tratamento e manutenção de registos. Para além de serem essenciais para a ortodontia, também desempenham um papel fundamental na cirurgia ortognática, na dentisteria restauradora e na prótese dentária[1]. Os modelos de estudo fornecem uma visão tridimensional da oclusão de um paciente, o que permite ao clínico avaliar a má oclusão com mais pormenor do que através do exame clínico. São mais passíveis de medições de rotina do que as medições intra-orais. Estas medições podem incluir a discrepância entre o tamanho dos dentes e o comprimento da arcada (apinhamento/espaçamento), análise de Bolton, sobremordida, sobressaliência, discrepância da linha média, curva de Spee e largura da arcada[2].

A obtenção de uma oclusão funcional com overjet e sobremordida adequados requer que os dentes maxilares e mandibulares sejam proporcionais em tamanho. Uma discrepância interarcos impedirá a obtenção de uma oclusão ideal. Ao formular um diagnóstico ortodôntico abrangente, é essencial uma medição quantitativa das larguras mesiodistais dos dentes e do espaço disponível para o alinhamento dentário. A comparação das larguras mesiodistais totais dos dentes na arcada dentária com o espaço disponível na arcada é um passo crítico para a tomada de decisões como extrair ou não extrair dentes.

Os modelos de estudo em gesso têm sido populares devido a vantagens como o facto de serem uma técnica dentária de rotina, a facilidade de produção, a inexpensividade, a facilidade de medição e a capacidade de serem montados num articulador[3]. As desvantagens dos modelos de estudo em gesso são a tendência para quebrar, o desgaste devido a medições contínuas que contribuem para a imprecisão e o espaço de armazenamento necessário numa prática ortodôntica movimentada. Também é difícil a comunicação em planos de tratamento multidisciplinares quando existe um conjunto de modelos, e a duplicação consome tempo e custos adicionais[4]. Proffit relatou que aproximadamente 5% da população tem algum grau de desproporção entre os tamanhos dos dentes individuais[5]. Diferentes factores influenciam a precisão e a repetibilidade das medições de cada dente dentro da arcada dentária, incluindo a quantidade de espaço existente, a inclinação dos dentes, as rotações, os contactos interproximais e as variações anatómicas[6].

A análise do espaço é tradicionalmente efectuada através do contraste da largura mesiodistal dos dentes na arcada dentária com o tamanho de uma curva parabólica que é descrita por uma linha sobre as bases da prótese, desde a mesial do 1º molar direito até à mesial do 1º molar esquerdo. Essa discrepância de comprimento da arcada dentária é usada para determinar se há deficiência ou excesso de espaço na arcada dentária[7, 8].

Em 1958, Bolton estudou a desarmonia dos tamanhos dos dentes em relação ao tratamento da má oclusão e os rácios assim definidos para os seis dentes anteriores e para todos os doze dentes deram uma percentagem definida do tamanho do dente mandibular para o maxilar. Essas proporções ajudam a estimar as relações de sobremordida e sobressaliência que provavelmente serão obtidas após o término do tratamento, os efeitos da extração contemplada na oclusão posterior e na relação dos incisivos e a identificação do desajuste oclusal produzido por incompatibilidades entre os tamanhos dos dentes entre as arcadas[9, 10]. O índice de irregularidade de Little, que mede o desvio do ponto de contacto proximal no segmento dentário anterior, é amplamente utilizado para expressar o apinhamento[11].

Os ortodontistas, acompanhando o ritmo da tecnologia em constante crescimento, estão a utilizar computadores para a manutenção de registos, gestão da clínica, educação dos pacientes, comunicação e muitas outras tarefas. A fotografia digital e a radiografia digital estão a substituir os sistemas analógicos e a fornecer imagens de qualidade de diagnóstico a um custo razoável. Com o advento e a utilização frequente da tecnologia no domínio da ortodontia, será prudente recorrer aos serviços deste avanço tecnológico para ajudar a digitalizar os modelos de estudo. Com o objetivo final de um consultório ortodôntico "sem papel" e com as possibilidades já existentes de incorporar fotografias e radiografias digitais no processo eletrónico do paciente, a necessidade de substituição dos modelos de gesso aumentou. Assim, tem-se tentado desenvolver uma base de dados e análise computadorizada de modelos de estudo[12].

A ideia de modelos ortodônticos virtuais tridimensionais parece muito promissora. O armazenamento eletrónico da informação do paciente, incluindo os modelos de estudo, eliminará os problemas de armazenamento, quebra, recuperação e manutenção dos modelos, e simplificará a gestão do consultório e a comunicação entre as diferentes especialidades. Esta alternativa tornará o trabalho quotidiano mais eficiente. A OrthoCad™ foi a primeira empresa a introduzir um serviço de modelos digitais no mercado ortodôntico no início de 1999[13], seguida mais tarde pela emodels™ da GeoDigm Corp em 2001[14].

O processo de fabrico de um modelo digital inclui o registo de uma impressão de diagnóstico da dentição do paciente e a digitalização através de um processo de digitalização a laser não destrutivo ou destrutivo, de modo a gerar uma imagem representativa, digital, do modelo de estudo que pode ser visualizada, manipulada e medida. Os modelos podem ser rodados em qualquer direção ou seccionados em qualquer plano para observação ou medição. O software fornece ferramentas para efetuar medições de diagnóstico simples, tais como o tamanho do dente, largura da arcada, sobressaliência, sobremordida, comprimento da arcada e relação de Bolton. As funcionalidades adicionais incluem configurações de diagnóstico, fabrico de moldeiras de colagem indireta com base na colocação de brackets personalizados pelo ortodontista nos modelos digitais e uma ferramenta digital especializada de colocação de brackets que cola o bracket na posição personalizada pré-determinada digitalmente pelo ortodontista[15].

As potenciais vantagens dos modelos digitais para a quantificação dos problemas ortodônticos seriam negligenciadas se a validade, eficiência e facilidade das medições lineares e angulares das caraterísticas oclusais com modelos digitais não fossem comparáveis às relacionadas com os modelos de estudo em gesso utilizados rotineiramente na prática clínica.

O modelo digital 3Shape Ortho System[16] é uma representação tridimensional da dentição de um paciente, recentemente introduzida no ecrã do computador, com uma precisão de 20 microns testada com os medidores Mitytoyo® . Para fabricar os modelos 3Shape, é enviada uma impressão ou um molde de gesso do paciente para a empresa 3Shape. O sistema utiliza um scanner laser R700 próprio que projecta uma linha laser na superfície do modelo ou da impressão, um sistema de movimento de 3 eixos e duas câmaras de alta resolução, uma de cada lado do laser, que observam o perfil da linha à medida que esta incide no objeto. O objeto é rodado e inclinado em várias orientações, e os dados adquiridos durante cada varrimento são alinhados para produzir uma representação digital tridimensional. O sistema de duas câmaras reduz o tempo de digitalização, porque é necessária uma menor reorientação do modelo para captar detalhes da superfície que seriam perdidos por uma única câmara devido à sombra.

O R700 utiliza um programa único chamado "digitalização adaptativa": uma série de digitalizações realizadas em orientações predefinidas, os dados digitalizados são avaliados quanto à cobertura da superfície, e o software identifica qualquer detalhe de superfície em falta, determinando a orientação do objeto necessária para captar o detalhe da superfície nessa localização. O sistema é adequado para digitalizar a maioria dos tipos de modelos de pedra e impressões de polivinil siloxano (PVS) ou alginato, embora existam algumas limitações menores: A linha de laser vermelha não produzirá uma digitalização nítida de um modelo ou impressão feita de material vermelho. Os modelos altamente polidos podem dar origem a digitalizações fracas, porque a linha de laser não será claramente definida na superfície. A utilização do formato STL padrão no sistema garante a total propriedade e controlo dos registos do paciente. A manipulação do modelo no ecrã permite ao utilizador ver todas as informações sobre a forma do modelo. As informações que um ortodontista pode recolher utilizando o software de modelos 3Shape podem ser muito úteis na elaboração de um plano de tratamento.

O objetivo do presente estudo foi testar se as medições da análise espacial (discrepância entre o perímetro da arcada e o material dentário e análise de Bolton) efectuadas no software de modelos digitais 3Shape são semelhantes às medições efectuadas em modelos de gesso. Um outro objetivo era organizar e categorizar as medições e as discrepâncias e rácios resultantes de uma forma que permitisse a avaliação do potencial significado clínico. O modelo digital 3Shape também deve ser mais fácil de armazenar e recuperar do que os modelos de gesso.

O estudo irá também analisar o tempo necessário para efetuar estas medições. Além disso, antes que o modelo digital 3Shape possa ser utilizado nos consultórios de ortodontia para diagnóstico e planeamento do tratamento, deve ser estabelecida a precisão na realização da análise espacial.

OBJECTIVOS DO ESTUDO

Os objectivos do estudo foram:

1. Avaliar a exatidão da medição das larguras mesiodistais de cada dente nos modelos de gesso e de estudo digital maxilar e mandibular nos três grupos com base no apinhamento presente (ligeiro, moderado e severo).

2. Avaliar a exatidão da realização da análise do espaço (perímetro da arcada-material dentário e Bolton) entre modelos de estudo em gesso utilizando um paquímetro digital e modelos de estudo digitais utilizando 3 tecnologias Shape em cada grupo.

3. Avaliar a quantidade de tempo necessária para efetuar a análise completa do espaço e determinar qual é a mais eficiente em termos de tempo,

4. Também para verificar a dificuldade em efetuar a análise nos três grupos com base na gravidade do apinhamento (ligeiro, moderado e grave) presente entre os dois métodos.

REVISÃO DE LITERATURA

Philipp Pfaff descreveu pela primeira vez uma técnica de recolha de impressões utilizando cera de selagem aquecida para obter uma representação negativa das arcadas dentárias que era depois utilizada para vazar um molde em gesso de Paris, seguido por Chapin A. Harris em 1839[17], que defendia a utilização de um gesso calcinado para fabricar moldes a partir de impressões de cera. Em meados do século XIX, outros materiais, como o gesso de Paris, a guta-percha e o composto de modelação termoplástico, tornaram-se disponíveis para a obtenção de impressões. No início do século XX, muitas das inadequações dos materiais anteriormente utilizados foram eliminadas com a introdução do hidrocolóide reversível e irreversível, que provou ser exato, dimensionalmente estável e fácil de utilizar, mantendo a relação custo-eficácia. Avanços posteriores trouxeram materiais de moldagem ainda mais precisos e dimensionalmente estáveis, tais como o poliéter elástico e o polivinilsiloxano; no entanto, o alginato hidrocolóide irreversível continua a ser o material de moldagem mais comum utilizado no consultório ortodôntico atualmente, com o uso contínuo de gesso, nomeadamente a Pedra Dentária Tipo II, para o fabrico dos moldes.[18]

Han KU e Vig KWL et al[19] realizaram um estudo para verificar a consistência das decisões de tratamento ortodôntico em relação aos registos de diagnóstico e relataram que, em 55% dos casos, os modelos de estudo por si só forneceram informações adequadas para o planeamento do tratamento. A adição incremental de informações de outros tipos de registos de diagnóstico fez apenas pequenas diferenças. **Callahan e colaboradores**[20] forneceram a quatro ortodontistas fotografias digitais, radiografias panorâmicas e traçados de radiografias cefalométricas laterais. Os modelos de gesso foram inicialmente omitidos. Os planos de tratamento iniciais formulados não sofreram alterações após a entrega dos modelos de gesso. Apesar disso, a análise dos modelos de estudo em gesso ainda é considerada o padrão ideal de tratamento no campo da Ortodontia.

Para a prática ortodôntica tradicional, com registos em papel e modelos de gesso, verificou-se que 100 modelos ocupam três pés lineares de prateleiras quando armazenados em caixas com quatro conjuntos.[21] **McGuinness NJ e Stephens CD et al**[22] realizaram um estudo em que foi distribuído um questionário, em 1991, a 124 membros do Grupo de Consultores Ortodontistas. Todos os inquiridos utilizaram modelos de estudo pré-tratamento, enquanto 9% utilizaram os seus modelos de estudo finais em qualquer altura que não o final do tratamento ativo. Verificou-se uma grande variedade de tempos de armazenamento, e apenas 10% das autoridades empregadoras tinham uma política declarada sobre o armazenamento de modelos de estudo. Verificou-se uma diferença muito significativa (P muito inferior a 0,001) entre o tempo que os modelos são armazenados atualmente e os tempos de armazenamento desejados. A maioria dos inquiridos parece não ter a certeza sobre os requisitos médico-legais exactos relativos ao armazenamento de modelos. Concluem que 85% afirmaram que estavam a ter problemas com o armazenamento, com 25% dos ortodontistas a enviarem os casos concluídos para um armazém externo.

Freeman JE e Maskeroni AJ et al[23] realizaram um estudo para verificar a frequência das discrepâncias de tamanho dos dentes de Bolton entre os pacientes ortodônticos, no qual foram estudados 157 prontuários de pacientes ortodônticos e constataram que 30,6% apresentavam uma discrepância anterior significativa, enquanto 13,5% apresentavam uma discrepância entre os primeiros molares. Por essa razão, a quantidade de espaço disponível para encaixar todos os dentes na forma da arcada deve ser determinada para todos os casos. Vários métodos de análise do espaço dentário estão disponíveis para o ortodontista, incluindo **Black[24], Howes[25], Neff[26], Bolton[9] e Wheeler[27].** Todas essas análises requerem uma moldagem precisa da dentição do paciente e a confeção de modelos de gesso para o planejamento do tratamento.

Bolton[9] foi um dos primeiros e mais influentes pesquisadores a investigar as larguras individuais dos dentes. Em seu relatório, ele descreveu as proporções ideais entre os dentes mandibulares e maxilares em termos das somas de suas larguras mesiodistais (M-D). Isto ficou conhecido como a análise de Bolton e foi uma das primeiras avaliações utilizadas para determinar a relação correta entre os dentes maxilares e mandibulares. Ele achava que as relações oclusais adequadas só poderiam ser alcançadas em pacientes que se aproximassem dessa proporção ideal de tamanho dos dentes. A soma das larguras individuais dos dentes mandibulares e a divisão pelas larguras dos maxilares determina o excesso ou a falta de espaço em cada arcada. Uma tabela é então consultada para determinar os valores adequados para o indivíduo em questão. A equação utilizada é: Soma Mandibular 12/ Soma Maxilar 12 x 100 = rácio global. O valor médio para este rácio foi de 91,3 e o desvio padrão foi de 1,91, o que é significativamente pequeno.

Shellhart WC e Lange DW et al[28] avaliaram a fiabilidade da análise de Bolton quando aplicada a dentições apinhadas, realizada com um calibre de Boley ou divisores de agulha. O seu estudo concluiu que o calibre de Boley era ligeiramente mais fiável, mas verificaram que podiam ocorrer erros de medição clinicamente significativos em moldes com pelo menos 3 mm de apinhamento. **Sheridan**[29], respondendo a um questionário do Journal of Orthodontics, relatou que 47% dos entrevistados do site utilizavam rotineiramente a análise de Bolton para auxiliar na determinação das discrepâncias de comprimento de arcada, enquanto 10% utilizavam a análise ocasionalmente.

Crosby e Alexander[30] estudaram a ocorrência de discrepâncias de tamanho dentário entre diferentes grupos de má oclusão, compostos por 109 pacientes com más oclusões variadas (Classe I; Classe II, Divisão 1; Divisão 2; e Classe II cirúrgica), tratados ortodonticamente. As análises do tamanho dos dentes foram realizadas nos modelos pré-tratamento desses pacientes e as proporções mesial-distal do tamanho dos dentes foram medidas conforme descrito por Bolton. Foi encontrada uma média geral de 91,3, com um desvio padrão de 2,4, não havendo diferença significativa entre os grupos quando o nível de significância foi fixado em $p < 0,05$.

Heusdens M[31] estudou o efeito da discrepância do tamanho do dente na oclusão para (1) comparar as proporções anterior e total do tamanho do dente relatadas por Bolton com os valores relatados em estudos epidemiológicos, (2) avaliar a precisão das medições da discrepância do tamanho do dente, (3) investigar até que ponto a discrepância generalizada do tamanho do dente afeta a oclusão, (4) investigar o efeito do nivelamento da curva de Spee, e (5) avaliar o efeito da terapia de extração de 4 pré-molares na oclusão. A média da proporção anterior e total do tamanho do dente de Bolton (bem como os valores de extração) foram comparados com cálculos derivados de 4 publicações que relatam a média da largura mesiodistal do dente, usando o teste *t* ($P< .05$) e realizado em uma configuração feita a partir de 1 molde dentário de um paciente do sexo masculino considerado como tendo uma oclusão ideal no final de um tratamento sem extração. Os resultados revelaram (1) nenhuma diferença significativa entre as proporções gerais de tamanho dos dentes dos valores de Bolton em comparação com 4 estudos, mas as proporções anteriores foram significativamente diferentes, (2) alta reprodutibilidade (99%) das medições da discrepância de tamanho dos dentes, (3) que a discrepância severa de tamanho dos dentes afecta apenas um pouco a oclusão, (4) que uma curva de Spee excessiva (6 mm) cria o pior resultado de configuração, e (5) que a terapia de extração afectou apenas ligeiramente a oclusão final. O efeito da discrepância generalizada do tamanho do dente parece ser limitado.

Baume[8] descreveu um método quantitativo inicial de medição de modelos realizado por colocando um fio mesialmente ao primeiro molar e colocando-o frouxamente à volta da arcada. Uma marca é então feita no fio na mesial do contra molar lateral. A largura mesial a distal dos dentes é então medida, totalizada e comparada com o comprimento do fio para determinar se existe uma deficiência ou excesso de espaço na arcada dentária. Esta comparação depende da tensão do fio e da forma de arco escolhida.

Peck e Peck[32] relacionaram a dimensão faciolingual com a dimensão mesiodistal e determinaram uma relação ideal entre os dentes superiores e inferiores. Esse método foi utilizado em vários estudos, mas desde então tornou-se menos comum, pois alguns estudos demonstraram que as medidas faciolingual não são confiáveis. **Smith**[33] comparou o rácio e as larguras mesiodistais de Peck e Peck com o Índice de Irregularidade de Little. As medidas mesiodistais de cada grupo tiveram uma correlação maior com o Índice de Little do que com a razão de Peck e Peck. A medida distofacial é difícil de ser medida com exatidão em modelos, porque o dente tem a sua maior largura subgengivalmente, pelo que estas medidas raramente são feitas.

Little[11] desenvolveu um índice de irregularidade que mede o apinhamento anterior inferior baseado em pontos de contacto dentário paralelos ao plano oclusal. Kaplan[34] modificou a análise de Little, adicionando rotações anteriores inferiores. No seu estudo, ele mediu as rotações a partir de modelos de estudo fotografados. Os seis ângulos formados entre uma linha que une os pontos de contato mesial e distal de cada um dos seis dentes anteriores e o plano médio-agital foram medidos até o grau mais próximo.

Howe e McNamara et al[35] avaliaram a validade do apinhamento dentário e a sua relação com o tamanho dos dentes e a dimensão da arcada, examinando até que ponto o tamanho dos dentes e o tamanho da mandíbula contribuem para o apinhamento dentário. Dois grupos de moldes dentários foram selecionados com base no apinhamento dentário. Um grupo, constituído por 50 pares de moldes dentários (18 homens e 32 mulheres), apresentava apinhamento dentário grosseiro. Um segundo grupo, constituído por 54 pares de moldes dentários (24 homens e 30 mulheres), apresentava pouco ou nenhum apinhamento. Para comparar os dois grupos, foram utilizadas as médias e os desvios-padrão dos seguintes parâmetros: diâmetros mesiodistais individuais e coletivos dos dentes , perímetros das arcadas dentárias e larguras vestibulares e linguais das arcadas dentárias. Os resultados não mostraram diferenças significativas nos tamanhos dos dentes entre os grupos sem apinhamento e com apinhamento, independentemente se o tamanho dos dentes foi comparado individualmente ou se foram comparadas as somas mesiodistais das arcadas inteiras. Entretanto, diferenças significativas foram observadas quando as dimensões das arcadas dos grupos apinhados e não apinhados foram comparadas. Essas dimensões incluíram a largura da arcada lingual, a largura da arcada vestibular, o perímetro da arcada dentária e a área da arcada dentária. O desvio padrão foi de 4,30 para arcos não apinhados e 7,70 para arcos apinhados.

Schirmer e Wiltshire[36] efectuaram um estudo comparativo entre a análise espacial manual e a análise espacial assistida por computador, em que as medições assistidas por computador de modelos fotocopiados foram comparadas com as medições do modelo de gesso real efectuadas por um medidor Vernier. A fiabilidade intraexaminador e interexaminador do modelo de gesso foi determinada em 0,2 mm. As medições digitalizadas intraexaminador eram quase idênticas e diferiam apenas numa medição. No entanto, as medições manuais e digitalizadas interexaminadores diferiram significativamente em 20 dos 24 dentes. Dezanove destas medições digitalizadas dos dentes eram mais pequenas e concluiu-se que uma diferença de medição entre métodos de medição alternativos inferior a 0,20 era clinicamente aceitável.

Ho e Freer[37] utilizaram uma versão para computador pessoal do programa Graphical Analysis of Tooth- Width Discrepancy (GATWD), que permite aos clínicos incorporar a análise em seu diagnóstico de rotina e no planejamento do tratamento, bem como identificar desajustes no tamanho dos dentes que podem se desenvolver no final do tratamento. O programa, desenvolvido em Microsoft Visual Basic 3.0 para Windows, permite o cálculo rápido das proporções e dos excessos de largura dentária. Além disso, ele incorpora o modelo de relações médias de largura de dente para comparação de qualquer má oclusão com os valores médios. Os bicos de um paquímetro digital Mitutoyo 6"/150mm são retificados em pontos cónicos para permitir um posicionamento preciso nos pontos de contacto mesial e distal dos dentes. Os paquímetros digitais são conectados a um Mini Processador Mitutoyo Digimatic através de um cabo Mitutoyo Digimatic e um cabo de interface RS-232C conecta o Mini Processador a um computador pessoal compatível com IBM, minimizando assim as análises de largura dentária que requerem cálculos matemáticos e referência a tabelas ou fórmulas padrão para determinar os locais e quantidades de discrepâncias de largura dentária e concluiu que o uso de paquímetros digitais pode virtualmente eliminar erros de transferência de medição e cálculo.

A holografia é um método de replicação de modelos virtuais introduzido em 1948 e envolvia a microscopia por frentes de onda reconstruídas[38]. No entanto, foi o trabalho de Leith e Upatnieks[39] que revolucionou a holografia com a aplicação do feixe laser. Esta permite a medição direta de deslocamentos tridimensionais (3D) de alguns micrómetros. Os hologramas são caros e difíceis de produzir e a imagem captada, embora tridimensional, é armazenada de forma estática e não pode ser manipulada. O maior problema desta técnica é a fraca qualidade de registo dos detalhes dos modelos de estudo, particularmente na região dos incisivos.

Martensson e Ryden[40] testaram imagens holográficas de objectos de teste metálicos com contornos nítidos e bem definidos, facilmente reorientáveis, e concluíram que a precisão era de 0,02 a 0,11 mm para as coordenadas x, y e z (planos transversal, longitudinal e vertical). Quando foram utilizados moldes dentários com menos contornos dentários, a precisão foi reduzida para 0,03 a 0,43 mm. Devido à imprecisão das cópias fotográficas, as imagens holográficas oferecem uma solução mais prática para os problemas de armazenamento, substituindo os volumosos moldes de gesso por uma réplica exacta; no entanto, tal como as fotocópias, são uma imagem fixa e não podem ser rodadas ou manipuladas para visualizar os modelos de estudo de todos os ângulos.

Romeo A e Canal F et al[41] efectuaram um estudo de acompanhamento de Martensson e Ryden para medir a precisão do holograma em comparação com a medição do modelo de gesso padrão-ouro com um paquímetro Vernier. Foram medidas as distâncias dos caninos a partir da rafe palatina média, bem como a profundidade maxilar (centro da rafe palatina até ao canino superior). A precisão obtida com as medições da imagem holográfica situou-se entre 0,05 e 0,02 mm e foi considerada clinicamente insignificante.

A topografia **de Moire**[42] é outro método estudado de reprodução de modelos digitais. Trata-se de uma técnica de mapeamento de contornos concebida para produzir linhas de contorno sucessivas diretamente numa imagem através de um processo designado por grelha. Em seguida, um computador produz uma imagem semelhante a um mapa topográfico e regista essas linhas. Segundo **Bell et al**[1] , esta técnica não é muito utilizada atualmente devido à sua fraca resolução. No entanto, **Brosky ME e Pesun IJ et al**[43] referiram que o digitalizador ótico Steinbichler Comet 100, que é um dispositivo que utiliza uma análise de padrão de franjas de Moires, tem uma precisão de 40 mícrones ou superior em todo o seu volume de medição de 80 x 80 x 65 mm^3 e uma resolução de 130 mícrones nas direcções x e y e de 5 mícrones nas direcções z.

A fotocópia ou digitalização direta de modelos de gesso foi testada como uma alternativa à medição com paquímetro Vernier em modelos de estudo de gesso. **Yen**[44] foi o primeiro a introduzir um método pelo qual os tamanhos dos dentes mesiodistais poderiam ser medidos a partir de fotocópias de modelos de estudo para aumentar a informação, como o comprimento da arcada, a forma da arcada, a largura da arcada, os tamanhos dos dentes e as proporções de Bolton. Embora isto não seja tecnicamente uma réplica digital do modelo, permite que uma imagem seja colocada num ecrã de computador para medições digitais. **Champagne**[45] realizou um estudo de acompanhamento destinado a determinar a fiabilidade e a reprodutibilidade das medições efectuadas a partir de fotocópias de dez conjuntos de modelos de estudo (20 superfícies oclusais) fotocopiados numa fotocopiadora Canon PC-25, com o contraste na configuração mais escura possível. Cada modelo e respectiva fotocópia foram depois medidos pelo mesmo operador, com um paquímetro eletrónico digital, registando o comprimento total da arcada (soma das larguras individuais de todos os dentes maxilares e mandibulares), a largura intercuspidal e a largura intermolar. Os resultados mostraram uma pequena diferença entre os modelos reais e as fotocópias nas medições da largura da arcada, no entanto, houve uma diferença substancial nas medições do comprimento total da arcada e concluíram que as fotocópias não eram um método fiável, mas eram, no entanto, úteis para comparar o estado pré e pós da dentição.

Motohashi e Kuroda[46] estudaram o uso de um sistema de desenho 3d auxiliado por computador aplicado ao diagnóstico e planejamento de tratamento em ortodontia e cirurgia ortognática, utilizando um scanner a laser de raios fendidos que mediu as dimensões da coroa dentária digitalizada 5 vezes nas coordenadas x, y e z em um computador e as comparou com as medidas manuais do paquímetro Vernier (precisão de medição de 0,005 mm) no modelo de gesso. Não encontraram qualquer diferença significativa em cada medição ao nível de 1 por cento, e a diferença máxima entre os modelos gráfico e dentário foi de 0,2 mm.

Sohmura T e Kojima T et al[47] avaliaram a utilização de um scanner a laser de velocidade ultra elevada (Minolta Vivid700 3d) para a construção de formas tridimensionais da dentição e oclusão medidas a uma distância objeto-laser de 70 cm. Embora um molde dentário tenha sido digitalizado e fotografado, não foram efectuadas medições no molde dentário. Em vez disso, foi feita uma "reconstrução do molde" para medições em três objectos diferentes com inclinações conhecidas que representavam os diferentes tipos de medidas de superfície encontradas no molde de estudo dentário. Utilizaram 4 ângulos diferentes, variando entre 30 e 60 graus, para completar a digitalização. Verificaram que a área não curva de um modelo tinha uma precisão de apenas 0,015 mm no eixo z a 0,070 m no plano inclinado de 75 graus. No entanto, a precisão dos eixos x e y era de cerca de 0,4 mm e, por conseguinte, demasiado grande para reproduzir estruturas complicadas, tais como fissuras na superfície oclusal. Concluíram que os dados disponibilizados serão aplicáveis em ortodontia para substituir os moldes de gesso por informação de dados de forma tridimensional computorizada.

Tomassetti JJ e Taloumis LJ et al[48] efectuaram um estudo de comparação de 3 análises computorizadas do tamanho do dente de Bolton com um método habitualmente utilizado, em que foram medidas as análises do tamanho do dente de Bolton anterior e global entre modelos de gesso e digitais (OrthoCad). Foram medidos vinte e dois conjuntos de modelos que consistiam numa variedade de modelos pré e pós-tratamento. Nenhum dos modelos tinha mais de 3 mm de apinhamento presente. Os modelos de gesso foram medidos três vezes separadamente e calculada a média para serem utilizados como padrão de ouro. Comparando as discrepâncias gerais em milímetros, os modelos digitais diferiam dos modelos de gesso, em média, em 1,20 mm. As diferenças variaram entre 0,0 mm e 5,6 mm. Setenta e dois por cento das discrepâncias situaram-se entre 1,4 mm e 90,9% entre 2,2 mm. Para a discrepância dos 6 dentes anteriores, as diferenças variaram de 0,1 mm a 4,2 mm, com uma média de 1,02 mm. Dezoito dos 22 (81,8%) estavam dentro de 1,5mm e 20 dos 22 (90,9%) estavam dentro de 1,9mm. Não foram encontradas diferenças estatisticamente significativas entre os dois métodos. No entanto, foram evidentes diferenças clinicamente significativas (>1,5 mm) nas medições repetidas com gesso e entre os dois métodos.

Garino F e Garino GB[49] compararam a medição da arcada dentária entre moldes em gesso e moldes digitais, incluindo 40 pacientes com idades entre os 8 e os 16 anos (24 rapazes e 16 raparigas) em diferentes fases da dentição. Os pacientes tinham duas impressões de silicone tiradas pelo mesmo operador no mesmo dia, sendo uma impressão enviada para o OrthoCAD para digitalização e a outra vertida em gesso para medição direta. Tanto para os moldes digitais como para os moldes de gesso, dois examinadores mediram as larguras intermolares, intercaninos e mesiodistais dos dentes em dois momentos diferentes, com um intervalo de pelo menos duas semanas, e concluíram que os moldes digitais apresentavam uma diferença reduzida entre os examinadores de um momento para o outro, bem como uma variância de menor dispersão dos valores.

Kusnoto e Evans[50] mediram a fiabilidade e validade da digitalização de superfícies a laser utilizando o scanner laser de superfícies 3D Minolta Vivid 7OO com três objectos diferentes: um cilindro calibrado geometricamente, um modelo de estudo dentário e um modelo facial em gesso. Foram realizados testes com a digitalização de superfícies a laser a 70 e 90 cm de distância entre o objeto e o scanner, não tendo sido detectada qualquer diferença na precisão entre estas duas distâncias. Estas imagens digitalizadas a laser foram medidas num computador e depois comparadas com medições manuais diretas com um compasso de calibre com uma precisão de 0,5 mm. O cilindro calibrado tinha 141 mm de altura e 46 mm de largura, com uma medição da distância espacial com uma precisão de 0,5 mm na dimensão vertical e 0,3 mm na dimensão horizontal. O molde de estudo dentário foi considerado com uma precisão de 0,2 mm para a largura intermolar e de 0,7 mm para a profundidade da abóbada palatina. Foi utilizado o mesmo molde dentário tanto para a digitalização como para as medições diretas, a fim de reduzir o erro de vários moldes. Para o modelo facial, foi obtida uma precisão de 1,9 mm. Concluem que os dados 3D podem ser obtidos com precisão utilizando um scanner laser de superfície com uma distorção muito baixa independentemente da distância entre o objeto e o scanner. Os estudos que envolvem moldes dentários podem ser efectuados com facilidade e os diagramas de estrutura de arame permitem que os modelos sejam cortados, sobrepostos e medidos no computador.

Santro M e Galkin S et al[51] compararam a precisão de

As medições feitas pelo sistema Orthocad em modelos digitais com medições feitas à mão em modelos de estudo de gesso para 76 pacientes pré-tratamento selecionados aleatoriamente para o tamanho do dente mesiodistal, sobremordida e overjet. Dois examinadores independentes mediram duas vezes os modelos de gesso e os modelos digitais e os resultados mostraram uma diferença estatisticamente significativa entre os dois grupos para o tamanho do dente e a sobremordida, sendo as medições digitais mais pequenas do que as medições manuais. Não foram encontradas diferenças estatisticamente ou clinicamente significativas para o overjet e a fiabilidade interexaminadores foi consistente tanto para os modelos de gesso como para os modelos digitais.

Zilberman O e Jan A. V et al[6] avaliaram a validade das medidas do tamanho dos dentes e da largura da arcada utilizando modelos ortodônticos convencionais e virtuais tridimensionais, medindo o tamanho dos dentes e a largura da arcada (largura intercaninos e intermolares) entre modelos de gesso e digitais (OrthoCad). Além disso, o tamanho da amostra de 20 modelos consistiu em set-ups artificiais personalizados, permitindo, assim, a medição direta dos dentes fora do set-up para determinar a validade das medições em gesso e digitais. Os resultados mostraram que os métodos são altamente válidos e reprodutíveis tanto para o tamanho dos dentes quanto para a largura da arcada. A medição com paquímetros digitais em modelos de gesso mostrou a maior precisão e reprodutibilidade, seguida de perto pelas medições em modelos digitais. Concluíram que a precisão dos modelos digitais era clinicamente aceitável, embora os paquímetros digitais pareçam ser um instrumento mais adequado para o trabalho científico.

Bell A e Ayoub AF et al[52] efectuaram uma avaliação comparativa entre medições diretas de modelos de estudo em gesso com paquímetros Vernier e medições de imagens 3D geradas por computador (através do photoster Bometrics) dos mesmos modelos de estudo. Nos 22 modelos de estudo, foram efectuados 6 pontos nas pontas das cúspides de vários dentes, num total de 15 distâncias entre pontos. Estas distâncias entre os pontos foram medidas nos modelos de gesso e nos modelos digitais 3D 8 vezes para cada molde, com um intervalo mínimo de 10 dias entre as medições. Os resultados mostraram uma diferença média entre o gesso e a imagem 3D de 0,27 mm, que está dentro do intervalo de erro do operador (0,10-0,48 mm) e não foi considerada estatisticamente significativa ($P<0,05$).

Meredith L Quimby e Katharine W. L. Vig[2] realizaram um estudo para verificar a exatidão, fiabilidade, eficácia e efetividade das medições em 50 pacientes consecutivos que entraram em tratamento ortodôntico na Clínica de Pós-Graduação em Ortodontia da Universidade do Estado de Ohio. A exatidão, reprodutibilidade, eficácia e efetividade foram testadas comparando as medições dos modelos baseados em computador (Orthocad, versão 1.17) com as medições dos modelos de gesso contra um modelo de oclusão em plástico (Dentoform) que serviu como padrão de ouro. Os resultados mostraram uma diferença nas medições do espaço maxilar e mandibular disponível entre o padrão de ouro digital e o Dentoform e uma maior variação das medições efectuadas nos modelos digitais. Concluíram que as medições entre o digital e o gesso (eficácia e efetividade) eram tão precisas e fiáveis como as medições feitas a partir de modelos de gesso e uma alternativa clinicamente aceitável aos modelos de gesso convencionais.

Rheude B e Sadowsky P.L. et al[53] estudaram o uso de modelos de estudo digitais no diagnóstico e planejamento do tratamento ortodôntico. Foram selecionados sete casos, tentando espelhar os tipos exigidos para apresentação ao American Board of Orthodontics. Sete avaliadores receberam um questionário padronizado que registrou o diagnóstico, o plano de tratamento e a mecânica de tratamento do avaliador com base no uso dos modelos de estudo digitais (Geodigm emodels). Independentemente de o avaliador solicitar ou não uma revisão dos modelos de estudo em gesso, o avaliador recebia os modelos de estudo em gesso e preenchia outro questionário idêntico. Os resultados mostraram que 12,8% das caraterísticas de diagnóstico, 12% dos procedimentos mecânicos de tratamento e 6% dos planos de tratamento propostos foram alterados após a visualização dos modelos de gesso. As alterações do apinhamento mandibular variaram entre 1 e 4 mm, com uma média de 1,5 mm a mais de apinhamento registado nos modelos de estudo em gesso. Do total de 49 planos de tratamento apresentados, apenas três avaliadores alteraram o seu plano de tratamento após a visualização dos modelos de gesso, e as três alterações diziam respeito ao mesmo caso. Este caso em particular era complexo, com uma relação dentária de Classe III e mordida aberta. Os avaliadores sentiram que a montagem digital pode ter sido imprecisa, fazendo com que a má oclusão parecesse mais grave. Os autores foram da opinião de que, na grande maioria das situações, os modelos digitais podem ser utilizados com sucesso para o diagnóstico ortodôntico e o planeamento do tratamento.

Mayers M e Firestone AR et al[54] compararam as pontuações do índice de avaliação pelos pares (PAR) de modelos de gesso e modelos digitais baseados em computador. Foram investigados 48 pares de modelos de pré-tratamento em gesso e digitais (OrthoCad) para determinar se o índice de avaliação pelos pares (PAR) é uma medida válida e fiável em modelos digitais. Não foram encontradas diferenças significativas entre as pontuações PAR globais dos modelos de gesso e digitais, e as pontuações estavam altamente correlacionadas. A fiabilidade intraexaminador foi excelente tanto para os modelos de gesso como para os modelos digitais. Os autores concluíram que as pontuações PAR derivadas de modelos digitais são medidas válidas e fiáveis da oclusão.

Costalos PA e Sarraf K et al[55] investigaram o desempenho do sistema de classificação objetiva do American Board of Orthodontists (ABO)[56] em 24 conjuntos de modelos de gesso e digitais (OrthoCad). Foram encontradas diferenças significativas para dois dos sete critérios (alinhamento e inclinação vestibular). Os autores concluíram que, embora o sistema OrthoCad pareça ser uma alternativa viável aos modelos de gesso para a avaliação ABO, é necessária alguma melhoria na exatidão do software ou na sua utilização para obter uma maior fiabilidade para dois critérios ABO. É de notar que, atualmente, os modelos em gesso não são compatíveis para a realização da avaliação ABO.

Joshua L Whetten e Philip C Williamson et al[57] realizaram um estudo para avaliar as variações nas decisões de planeamento do tratamento ortodôntico de pacientes de Classe II entre o modelo 3D virtual e o modelo de gesso tradicional, em que dez conjuntos de registos de indivíduos com má oclusão de Classe II (modelos de estudo dentário, telerradiografias laterais, radiografias panorâmicas, fotografias intra-orais e extra-orais) foram utilizados para o planeamento do tratamento por 20 ortodontistas em duas ocasiões distintas. Os modelos digitais foram utilizados para avaliar os pacientes numa sessão e os modelos de gesso foram utilizados na outra sessão. As recomendações de tratamento foram pontuadas e comparadas quanto à concordância. Onze ortodontistas serviram como grupo de controlo, analisando os registos em 2 ocasiões com modelos de gesso para concordância. Os resultados obtidos não mostraram qualquer diferença estatística na concordância entre os dois grupos no planeamento do tratamento das más oclusões de classe II com base na utilização de modelos de estudo digitais e concluíram que os modelos digitais são uma alternativa válida aos modelos de estudo de gesso tradicionais no planeamento do tratamento de pacientes com más oclusões de classe II.

V. Paredes e J.L. Gandia et al[58] investigaram a reprodutibilidade de um novo método digital para medir o tamanho dos dentes e para calcular o Índice de Bolton Anterior (ABI) e Geral (OBI), que foi testado em 100 conjuntos de moldes dentários de estudo da dentição permanente numa amostra espanhola e comparado com o método tradicional. A amostra era composta por 30 mulheres e 70 homens, com uma média de idade decimal de 14,8 anos (intervalo 11,2 - 22,7 anos), que era semelhante em ambos os géneros. Os tamanhos mesiodistais dos dentes superiores e inferiores de cada molde, excluindo os segundos e terceiros molares quando presentes, foram medidos por ambos os métodos. A reprodutibilidade deste método digital versus o tradicional foi analisada para determinar os erros de medição intra e inter-examinadores através do cálculo dos coeficientes de variação. Os resultados demonstraram que o método digital forneceu resultados comparáveis aos da técnica tradicional, uma vez que os parâmetros de regressão para cada índice mostraram que os coeficientes de correlação dos dois métodos eram muito elevados e semelhantes entre si: r = 0,976 e r = 0,979 para o ITB e o IOB, respetivamente. Os resultados também mostraram mais discrepâncias no IAB do que no IOB utilizando ambos os métodos nesta amostra.

S. Russell Mullen e Chris A. Martin et al[59] realizaram um estudo para determinar a precisão e a velocidade da medição do comprimento total da arcada e da relação de Bolton, e o tempo para realizar uma análise de Bolton para cada paciente, utilizando um software (emodel, versão 6.0, GeoDigm Corp, Chanhassen, Minn), em comparação com modelos de gesso manuais. Modelos de 30 pacientes selecionados dos arquivos do Departamento de Ortodontia da West Virginia University foram incluídos neste estudo. A largura mesiodistal de cada dente, de primeiro molar a primeiro molar, foi medida com um paquímetro digital, com uma aproximação de 0,1 mm, e o rácio de Bolton foi calculado para cada paciente. Os tempos necessários para a realização das medições e da análise foram registados em segundos, utilizando um cronómetro. Este processo foi repetido para o registo das medições digitais com o software. Para avaliar se existia alguma ampliação nos emodelos, foram montados rolamentos de esferas de um quarto de polegada num modelo de estudo modificado. Os resultados não mostraram qualquer diferença significativa entre os rácios de Bolton calculados com os dois métodos.

M Redlich e T Weinstock et al[60] avaliaram a fiabilidade de uma nova técnica de medição de modelos de gesso ortodôntico digitalizados em 3D com planos de secção transversal, utilizando o TELEDENT, em que trinta modelos de gesso ortodôntico foram divididos em três grupos iguais, de acordo com a severidade do apinhamento dentário. As medições da largura mesio-distal dos dentes e do comprimento do arco foram efectuadas manualmente nos modelos de gesso, utilizando um paquímetro convencional. Posteriormente, os modelos foram digitalizados e processados no software utilizando um scanner de medição 3-D com um sensor holográfico - ConoProbe. Os resultados mostraram que as medidas 3D da largura do dente e do comprimento da arcada, obtidas através de planos de secção transversal, eram geralmente semelhantes às medidas do paquímetro manual, enquanto as medidas lineares eram estatisticamente menores. Na comparação da análise espacial, ambas as medidas digitais foram estatisticamente menores que as do paquímetro ($p < 0,05$). A diferença na análise do espaço entre o paquímetro e as medições do plano da secção transversal foi muito pequena (0,38-0,74 mm) e pode ser considerada clinicamente aceitável. No entanto, uma diferença de 1,19-3 mm entre as medidas lineares e o paquímetro pode ter implicações clínicas, especialmente em dentições severamente apinhadas.

Andrew P. Keating e Jeremy Knox[61] realizaram um estudo para avaliar a exatidão e a reprodutibilidade de um dispositivo de digitalização ótica a laser tridimensional (3D) para registar os pormenores da superfície de modelos de estudo em gesso e para determinar a exatidão de réplicas de modelos físicos construídos a partir de ficheiros digitais 3D. Foram capturados tridimensionalmente trinta modelos, utilizando um scanner laser de superfície 3D sem contacto Minolta VIVID 900 disponível no mercado (Konica Minolta Inc., Tóquio, Japão), uma plataforma rotativa e o software integrador Easy 3D Scan (Tower Graphics, Lucca, Itália). As medições lineares foram registadas entre pontos de referência, diretamente em cada um dos modelos de gesso e indiretamente nos modelos de superfície digital 3D, em duas ocasiões distintas por um único examinador. Foram também reconstruídas réplicas físicas de dois modelos digitais a partir dos seus ficheiros de dados digitalizados, utilizando um processo de fabrico de prototipagem rápida (RP), e avaliadas diretamente quanto à precisão dimensional. Os resultados não revelaram qualquer diferença estatisticamente significativa entre as medições efectuadas em gesso e as efectuadas em modelos digitais (0,14 mm; P=0,237), mas as medições no plano z foram altamente significativas do ponto de vista estatístico quando os modelos de prototipagem rápida também foram incluídos e comparados.

Michael F. Leifert e Melvyn M. Leifert et al[62] compararam as medições de análise de espaço efectuadas em modelos digitais com as de modelos de gesso em dois conjuntos de 25 moldes de alginato tirados de pacientes com dentição permanente de classe I apinhada. As medições das larguras dos dentes nas suas maiores dimensões mesiodistais e o comprimento da arcada foram registados tanto para os modelos de gesso como para os modelos digitais. As larguras dos dentes foram medidas nos modelos de gesso com um paquímetro digital, e o comprimento da arcada foi medido com um pedaço de fio de latão e uma régua milimétrica. Os modelos virtuais foram medidos utilizando o software dedicado OrthoCad. As medidas de análise de espaço foram calculadas para ambos os tipos de modelos, e a quantidade extrapolada de apinhamento para cada tipo de modelo foi acedida. Todas as medições foram efectuadas por 2 examinadores. Os resultados encontraram uma ligeira (0,4 mm), mas estatisticamente significativa, medida nos modelos maxilares, nenhuma diferença significativa nos modelos mandibulares e nenhuma diferença significativa entre as medidas dos dois examinadores. Concluíram que a exatidão do software para a avaliação da análise do espaço em modelos digitais é clinicamente aceitável e reprodutível quando comparada com as análises tradicionais de modelos de estudo em gesso.

Heather M. I. Horton e James R. Miller et al[63] realizaram um estudo para determinar a melhor técnica para medir a largura mesio-distal dos dentes em modelos digitais. As larguras individuais dos dentes mesio-distais foram medidas (primeiro molar a primeiro molar, maxilar e mandibular) em 32 modelos de gesso e modelos digitais correspondentes (emodels, GeoDigm). Os modelos digitais foram medidos utilizando cinco técnicas diferentes: aspeto oclusal, aspeto oclusal com zoom em cada dente individual, aspeto facial rodando conforme necessário, aspeto facial a partir de três posições padrão (vestibular R, facial e vestibular L) e rotação qualitativa do modelo em qualquer posição considerada necessária. As medições foram repetidas três vezes com um intervalo mínimo de uma semana. O tempo necessário ao operador para completar cada conjunto de medições foi registado. Os resultados mostraram que quatro das cinco técnicas de medição digital (exceto o aspeto facial a partir de três posições padrão) mostraram um ligeiro viés positivo (sobrestimação da largura medida) em comparação com as medições em gesso e concluíram que a técnica de medição oclusal para modelos digitais era a melhor combinação de precisão, repetibilidade e velocidade de medição.

Bootvong K e Liu Z et al[64] avaliaram a viabilidade dos modelos virtuais como uma alternativa aos modelos de gesso, tendo sido selecionados aleatoriamente 80 pacientes na dentição permanente e os seus modelos de estudo virtuais e de gesso correspondentes foram medidos quanto à largura do dente, sobressaliência, sobremordida, largura intermolar, largura intercanina e discrepância da linha média. Os resultados mostraram uma boa concordância de validade de critério entre os resultados dos modelos de gesso e

Os autores concluíram que existe uma concordância substancial a excelente entre a avaliação das dimensões dos dentes e das relações das arcadas entre os modelos de gesso e os modelos virtuais e que as análises efectuadas nos modelos virtuais são tão válidas como os modelos tradicionais de gesso para as relações intra e inter-arcos. Concluíram que existe uma concordância substancial a excelente entre a avaliação das dimensões dos dentes e as relações das arcadas entre os modelos de gesso e os modelos virtuais e que a análise efectuada nos modelos virtuais é tão válida como os modelos de gesso tradicionais para as relações intra e inter arcadas.

MATERIAIS E METODOLOGIA

MATERIAIS:

Os vários materiais utilizados no presente estudo foram:

1. 45 conjuntos de modelos de estudo maxilares e mandibulares (Figura 1).
2. Paquímetros digitais com uma precisão de 0,01 mm (figura 2)
3. Fio de latão (Figura 3)

4. Scanner laser 3Shape R700 (Figura 4)
5. Software do sistema 3Shape Ortho (Figura 7)
6. Cronómetro digital
7. Régua metálica (Figura 3)

METODOLOGIA:

Seleção da amostra:

A amostra foi constituída por 45 pacientes ortodônticos que se apresentaram nas Clínicas da Divisão de Ortodontia. Foi efectuada uma moldagem em alginato da arcada maxilar e mandibular de cada paciente e vertida com Orthokal Dental Stone. As bases para os mesmos foram vazadas com bases plásticas pré-formadas acabadas. Os critérios de seleção foram: Dentição permanente erupcionada de primeiro molar a primeiro molar, ausência de dentes perdidos de primeiro molar a primeiro molar, ausência de espaços vazios ou bolhas nos modelos de gesso ou digitais e ausência de fracturas dos dentes nos modelos de gesso.

O tamanho da amostra foi dividido em 3 grupos com base no apinhamento presente em qualquer uma das arcadas:

Grupo 1: 15 conjuntos de modelos de estudo (maxilar e mandibular) com apinhamento <2,5 mm

Grupo 2: 15 conjuntos de modelos de estudo (maxilar e mandibular) com apinhamento de 2,5 mm a 5 mm

Grupo 3: 15 conjuntos de modelos de estudo (maxilar e mandibular) com apinhamento >5mm

Recolha de dados:

Todas as medições foram efectuadas pelo autor. A amostra completa de modelos de gesso foi medida primeiro, seguida dos modelos digitais. Os três métodos foram comparados para determinar a exatidão entre os calibres digitais e o software do modelo 3Shape. Os seguintes parâmetros foram comparados entre a utilização de paquímetros digitais em modelos de gesso e o software de modelos 3Shape:

1. Largura mesio distal de cada dente para os modelos maxilar e mandibular do 1º molar de um lado ao 1º molar do outro para cada doente.
2. Comprimento total do arco para cada modelo.
3. Discrepância entre o perímetro da arcada e o material do dente para cada modelo.
4. Rácio de Bolton para cada conjunto de modelos.
5. Tempo para efetuar a análise espacial completa para cada conjunto de modelos.

Os dados para a compilação dos resultados do estudo foram recolhidos de acordo com as categorias abaixo mencionadas:

1. A largura mesiodistal de cada dente, do primeiro molar direito ao primeiro molar esquerdo, foi medida entre os pontos de contacto anatómicos mesial e distal em cada modelo. As medições para os modelos de gesso foram geralmente efectuadas a partir da face vestibular, exceto se fosse encontrada uma posição melhor. Foram utilizados paquímetros digitais (Absolute Digimatic) para medir os modelos de gesso e as medidas foram arredondadas para os 0,1 mm mais próximos.
2. O perímetro da arcada nos modelos de gesso foi registado através da colocação de um fio de latão, começando na mesial do 1º molar e passando ao longo das pontas das cúspides dos outros dentes até à mesial do 1º molar do lado oposto. O comprimento

do fio de latão foi medido com a ajuda de uma régua metálica para ambas as arcadas maxilar e mandibular de cada grupo. A discrepância foi calculada pela diferença entre o perímetro da arcada e o material dentário total (soma da largura mesiodistal do segundo pré-molar permanente direito ao segundo pré-molar permanente esquerdo) para cada arcada de cada conjunto nos 3 grupos.

3. Utilizando a medida mesio-distal para cada modelo, a análise de Bolton foi efectuada manualmente. Isto foi efectuado por:

   a. Soma das larguras mesio-distais totais dos dentes maxilares, do primeiro molar permanente direito ao primeiro molar permanente esquerdo de cada arcada de cada grupo.

   b. Soma das larguras mesio-distais totais dos dentes mandibulares, do primeiro molar permanente direito ao primeiro molar permanente esquerdo de cada arcada de cada grupo.

   c. Dividindo a soma dos dentes mandibulares pela soma dos dentes maxilares, e multiplicando por 100. (Soma mand/ Soma max x 100 = rácio global).

4. O tempo necessário para efetuar todas as medições em modelos de gesso e para realizar manualmente a análise da discrepância entre o perímetro da arcada e o material dentário e a análise de Bolton foi registado em segundos com um cronómetro.

5. As medições para os modelos digitais foram normalmente efectuadas a partir do aspeto oclusal, a menos que não fosse possível visualizar ambos os contactos. A ferramenta de rotação e a ferramenta de zoom foram utilizadas para encontrar uma localização precisa e uma vista mais favorável para a medição digital (Figura 9). Utilizando o Orthoanalyzer do software do modelo 3Shape, os pontos de contacto mesial e distal foram identificados e marcados. Os valores foram calculados

automaticamente pelo software, medindo as larguras mesio-distais de cada dente, após a marcação dos pontos mesial e distal (Figura 15).

6. O perímetro da arcada foi registado através da marcação de pontos nas arcadas maxilar e mandibular dos modelos digitais 3Shape, utilizando a ferramenta dedicada do software Orthoanalyzer para cada modelo nos três grupos (Figura 13). Os valores do perímetro da arcada foram analisados automaticamente após o término da marcação dos pontos (Figura 14).
7. O tempo necessário para identificar os pontos de contacto para medir a largura mesio-distal, o perímetro da arcada e para calcular a discrepância entre o perímetro da arcada e o material dentário e a análise de Bolton (Figura 15), quando se utilizou o modelo 3Shape, foi registado com um cronómetro.

Testes estatísticos:

A cada modelo de cada grupo foi atribuído um número aleatório e a ordem pela qual os modelos foram apresentados. Foi calculada a média das medidas registadas com o software de modelos digitais 3Shape, bem como as medidas registadas com paquímetros digitais para as seguintes categorias:

a. Largura mesiodistal.
b. Comprimento do arco.
c. O rácio de Bolton.
d. É altura de efetuar a análise do espaço.

Foi efectuada uma análise estatística descritiva no presente estudo. Os resultados relativos às medições contínuas são apresentados em Média ± DP (Mín-Máx) e os resultados relativos às medições categóricas são apresentados em Número (%). A significância é avaliada a um nível de significância de 5%. São assumidas as seguintes hipóteses relativamente aos dados:

a. Hipótese 1: As variáveis dependentes devem ter uma distribuição normal

b. Hipótese 2: As amostras retiradas da população devem ser aleatórias; os casos das amostras devem ser independentes.

Foi utilizada a análise de variância (ANOVA) para determinar a significância dos parâmetros do estudo entre três ou mais grupos de doentes, e o teste t de Student (com duas caudas, independente) para determinar a significância dos parâmetros do estudo.

parâmetros em escala contínua entre dois grupos (análise intergrupos) em parâmetros métricos. O teste de Levenls para a homogeneidade da variância foi efectuado para avaliar a homogeneidade da variância. O teste U de Mann Whitney foi utilizado para determinar a significância entre dois grupos para os parâmetros numa escala não-intervalar.

1. Análise de variância: Teste F para K Médias populacionais

Objetivo: Testar a hipótese de que K amostras de K populações têm a mesma média.

O modelo matemático que descreve a relação entre a resposta e o tratamento para a ANOVA unidirecional é dado por

$$Y_{ij} = \mu + \tau_i + \varepsilon_{ij}$$

Em que y_{ij} representa a j-ésima observação *(j* = 1, 2, ...n_i*)* no /-ésimo tratamento *(i* = 1, 2, ..., *k* níveis)

$$N = \sum nj \qquad x.j = \sum \frac{xij}{nj}$$

Limitações: Parte-se do princípio de que as populações são normalmente distribuídas e têm uma variância igual. Assume-se também que as amostras são independentes umas das outras. A amostra j^{th} contém n_j elementos (j=1,2,...K). Então o número total de elementos é

$F=S_2^2/S_1^2$ Que segue a distribuição F (K-1, N-K)

2. Teste t de Student (duas caudas, independente)

Pressupostos: Os indivíduos são distribuídos aleatoriamente por um de dois grupos. A distribuição

$$S_1^2 = \frac{\sum \sum_{i-1}^{n1} (x1 - \overline{x.j})^2}{N-K} \qquad S_2^2 = \frac{\sum_{i-1}^{n1} nj(\overline{x.j} - \overline{x..})^2}{K-1}$$

das médias que estão a ser comparadas é normal com variâncias iguais.

Teste: As hipóteses para a comparação de dois grupos independentes são:

H_o: u1 = u2 (as médias dos dois grupos são iguais)

H_a: u1 u2 (as médias dos dois grupos não são iguais)

A estatística do teste é t, com nı + n2 - 2 graus de liberdade, em que nı e n2 são as dimensões das amostras dos grupos 1 e 2. Um valor p baixo para este teste (inferior a 0,05, por exemplo) significa que existem provas para rejeitar a hipótese nula a favor da hipótese alternativa. Ou, há evidência de que a diferença entre as duas médias é estatisticamente significativa. A estatística do teste é a seguinte:

Teste t: Duas amostras assumindo variâncias iguais

Pré-teste: Teste da hipótese de variância: É utilizado um teste da igualdade das variâncias para testar o pressuposto de variâncias iguais. A estatística de teste é F com n_1-1 e n_2-1 graus de liberdade.

$$S_p = \sqrt{\frac{(n_1-1)S_1^2 + (n_2-1)S_2^2}{n_1+n_2-2}}$$

In all work with two-sample t-test the degrees of freedom or df is:

$$df = n_1 + n_2 - 2$$

The formula for the two sample t-test is:

$$T = \frac{\overline{X} - \overline{Y}}{S_p\sqrt{\frac{1}{n_1} + \frac{1}{n_2}}}$$

Teste t: Duas amostras assumindo variâncias desiguais

$$T = \frac{\overline{X} - \overline{Y}}{\sqrt{\frac{S_X^2}{n_1} + \frac{S_Y^2}{n_2}}}$$

Note-se que, neste caso, o grau de liberdade é medido por

$$df' = \frac{\left(\frac{s_1^2}{n_1} + \frac{s_2^2}{n_2}\right)^2}{\frac{\left(\frac{s_1^2}{n_1}\right)^2}{n_1-1} + \frac{\left(\frac{s_2^2}{n_2}\right)^2}{n_2-1}}$$

e arredondar para um número inteiro.

3. algarismos significativos

+ Significância sugestiva (valor de P: 0,05<P<0,10)

* Moderadamente significativo (valor de P: 0,01<P < 0,05)

** Fortemente significativo (valor P: P<0,01)

O software estatístico, nomeadamente SAS 9.2, SPSS 15.0, Stata 10.1, MedCalc 9.0.1, Systat 12.0 e

R environment ver.2.11.1, foi utilizado para a análise dos dados e o Microsoft Word e o Excel foram utilizados para gerar gráficos, tabelas, etc.

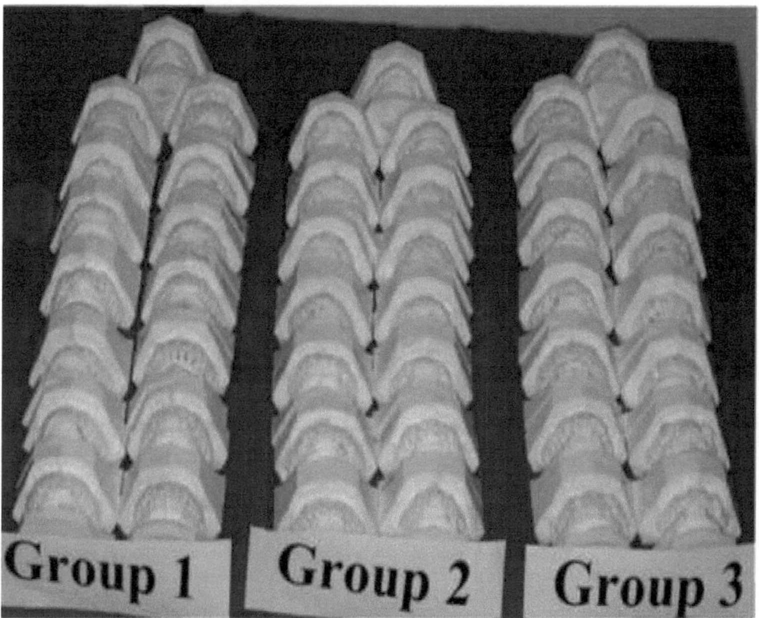

Figura 1: Três grupos de dimensão da amostra.

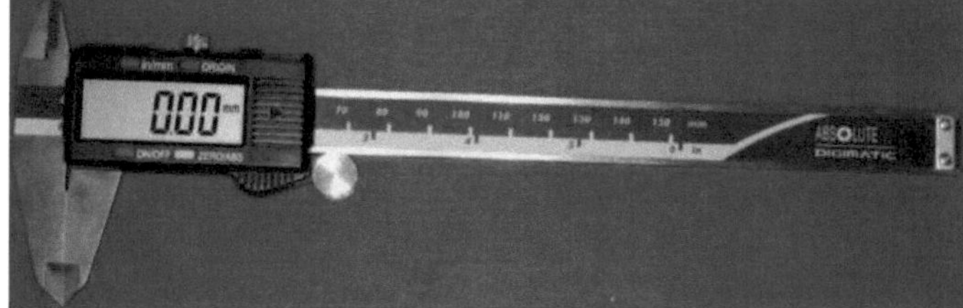

Figura 2: Paquímetro digital Vernier.

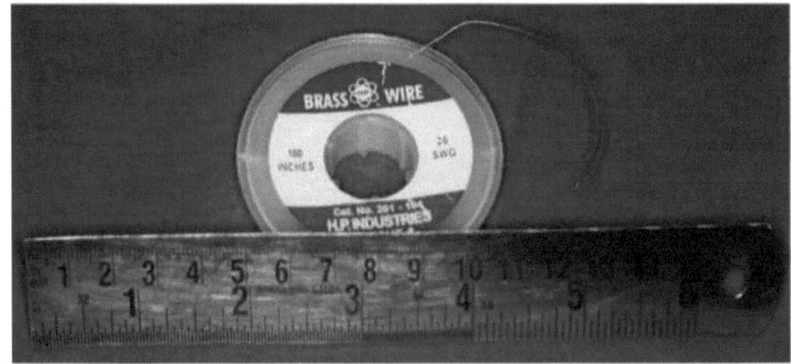

Figura 3: Fio de latão e régua de metal

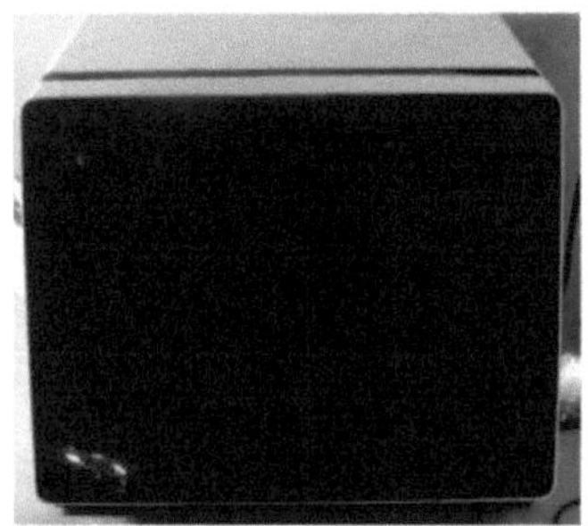

Figura 4: Scanner R700 3Shape

Figura 5: Scanner R700 com modelo de gesso.

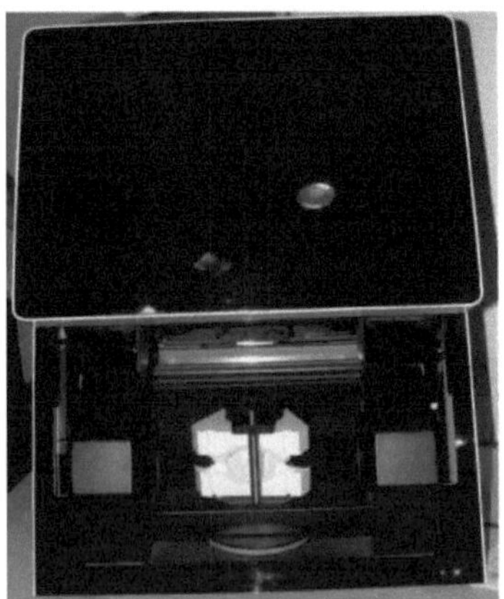

Figura 6: Scanner R700 com modelos em oclusão

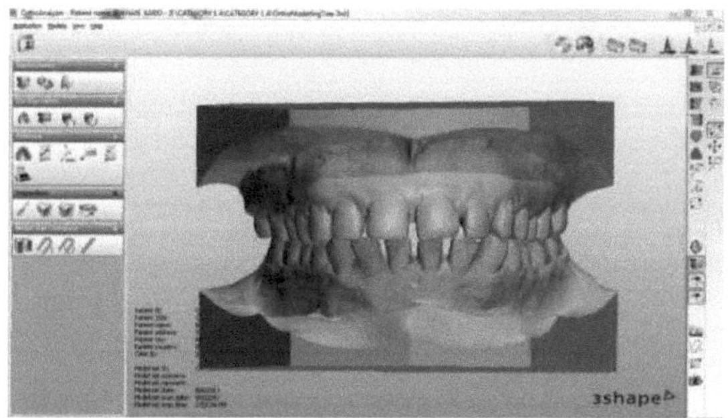

Figura 7: Modelos digitais em oclusão.

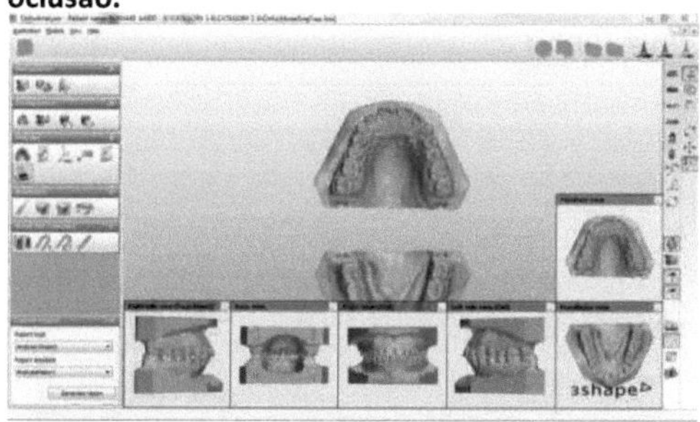

Figura 8: Vista múltipla de modelos digitais.

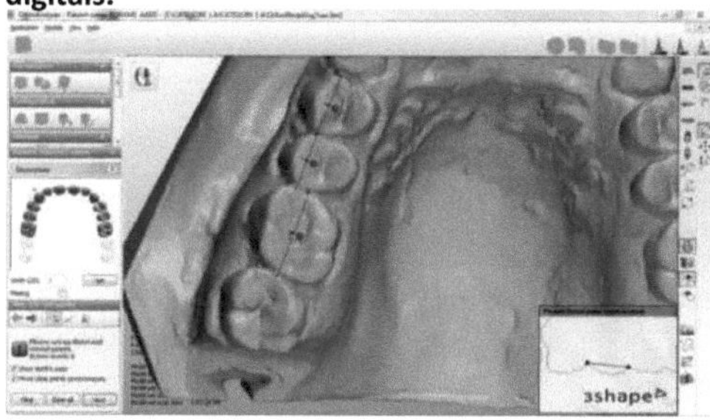

Figura 9: Ampliação para uma marcação precisa e exacta da parte mesial e distal pontos para a largura mesio-distal

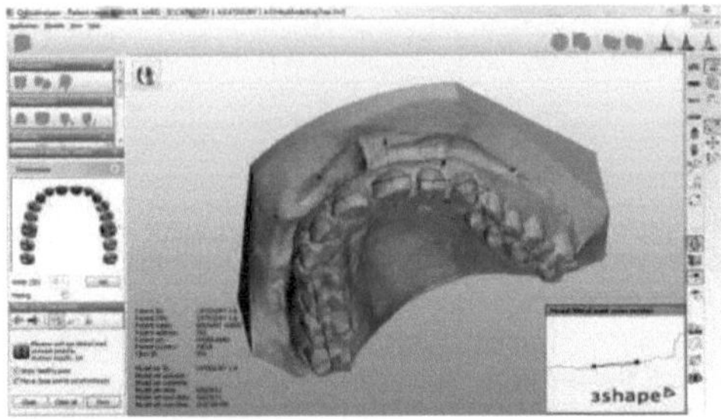

Figura 10: Fase de análise do ponto de ajuste

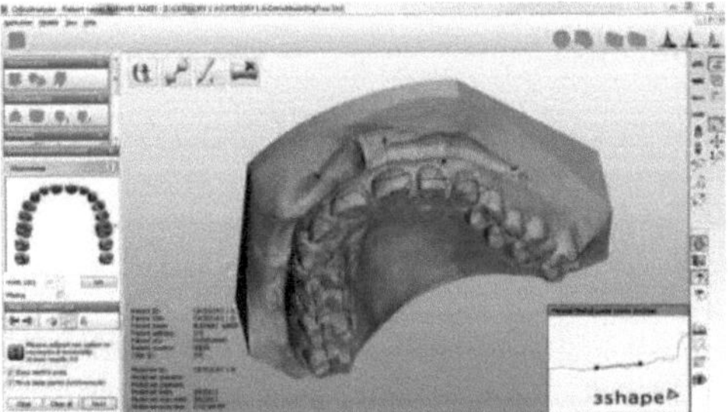

Figura 11: Definir a fase de corte da análise

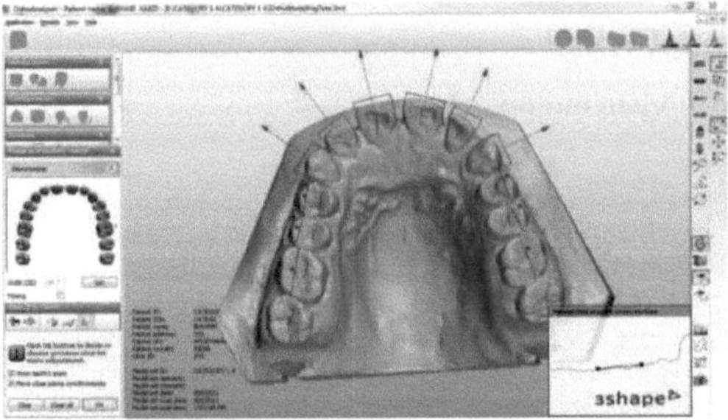

Figura 12: Fase final da análise

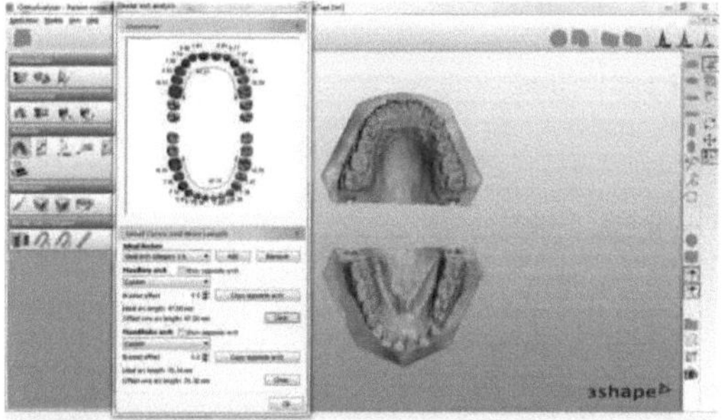

Figura 13: Medição do comprimento do arco

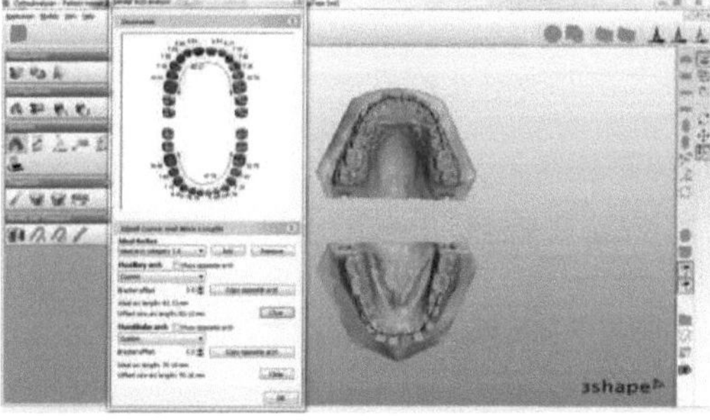

Figura 14: Comprimento do arco marcado com valores.

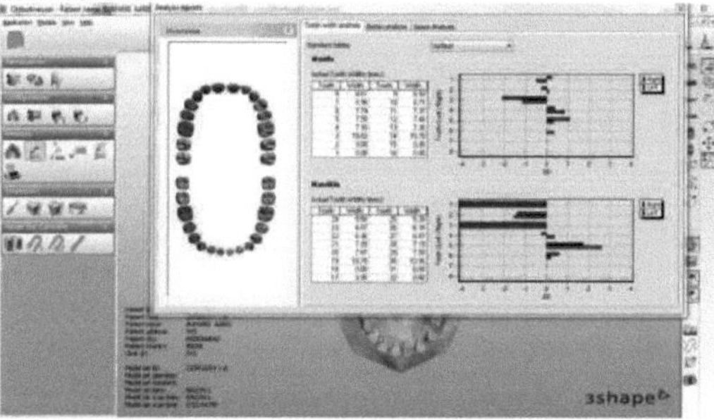

Figura 15: Valores da análise da largura do dente

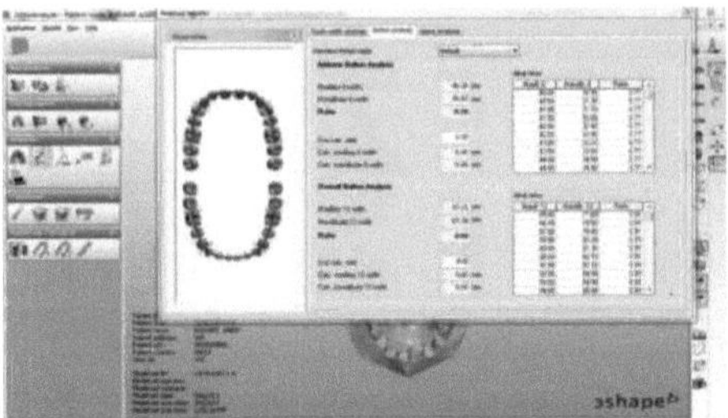

Figura 16: Valores da análise de Bolton

Capítulo 2

RESULTADOS

São apresentadas as estatísticas descritivas para as larguras mesio-distais (Tabela nº 1-6), discrepância entre o perímetro da arcada e o material dentário (Tabela nº 7-12), análise de Bolton (Tabela nº 13-15) e o tempo total necessário para efetuar a análise espacial (Tabela nº 16-18) para cada modelo em cada conjunto dos 3 grupos.

As medidas individuais mesiodistais dos dentes (Tabela 19-24) mostraram excelente correlação, tanto para a arcada superior quanto para a arcada inferior, entre os modelos de gesso e os modelos digitais em cada grupo (apinhamento leve, moderado e severo) do estudo. Não houve diferença estatística significativa entre os três grupos (Figura 17-22). Em alguns casos, a área interproximal entre os dentes nem sempre é bem definida o suficiente para se ter total confiança de que o maior diâmetro mesiodistal está sendo medido. Exemplo disso é a diferença estatisticamente significativa que foi observada para o incisivo lateral inferior esquerdo com um valor de P de 0,097 no grupo 1 da arcada mandibular.

Discrepância entre o perímetro da arcada e o material do dente (Tabela 25-30) A comparação entre os modelos de gesso e digital para o grupo 1 (modelos com apinhamento <2,5mm) mostrou uma discrepância média de 2,22±2,21mm e 2,69±1,97mm para a arcada maxilar e -0,33±1,65mm e 0,27±1,43mm para a arcada mandibular, respetivamente. Não houve diferença estatisticamente significativa entre os modelos de gesso e digital nos modelos maxilar e mandibular. (O grupo 2 (modelos com apinhamento de 2,5mm-5mm), com valores de discrepância de -0,006±2,91mm e 0,19±3,09mm para a maxila e -4,27±1,29mm e - 4,20±1,93mm para a mandíbula entre os modelos de gesso e digital, respetivamente, também não apresentou diferença estatisticamente significativa, com um valor de P de 0,820 para a maxila e 0,900 para a mandíbula.

Para o grupo 3 (modelos com apinhamento>5mm), os valores de discrepância de -3,90±3,42mm e -4,42±3,21mm para a maxila e -6,28±2,32mm e -6,20±2,12mm para a mandíbula também não mostraram diferença estatisticamente significativa, com um valor de P de 0,674 para a maxila e 0,927 para a mandíbula (Figuras 23-28).

Ao comparar os resultados estatísticos da análise de Bolton entre os modelos de gesso e digital (Tabela 31), os valores para o grupo 1 sendo 0,917±0,03mm para o gesso e 0,913±0,026mm para o digital, o grupo 2 com valores de 0,909±0,020mm para o gesso e 0,908±0,022mm para o digital e o grupo 3 com 0.901±0,02mm para gesso e 0,898±0,020mm para digital, indicou uma boa correlação entre os resultados com um valor de P de 0,636 para o grupo 1, 1,000 para o grupo 2 e 0,707 sugerindo que não há diferenças estatisticamente significativas entre os três grupos comparados (Figura 30).

No entanto, quando o tempo total gasto (Tab. 32) para realizar a análise completa de cada modelo (discrepância entre perímetro da arcada e material dentário e análise de Bolton) foi comparado estatisticamente para os modelos de gesso e digital, os resultados mostraram diferenças estatísticas significativas moderadas a fortes. Para o grupo 1, com um tempo médio de 6,92±0,41min para o gesso e 7,59±1,04min para o digital, o valor de P foi de 0,028, sugerindo diferenças estatisticamente significativas moderadas. O tempo médio de 5,80±0,19min para gesso e 7,50±0,73min para digital com um valor de P <0,001 para o grupo 2 mostrou resultados estatisticamente significativos. Para o grupo 3, o tempo médio para gesso e digital, com valores de 5,81±0,19min e 7,50±0,73min, respetivamente, também apresentou um valor de P <0,001, sugerindo resultados estatisticamente significativos fortes (Figura 31).

Tabela 1: Medidas da largura mesiodistal dos modelos de gesso maxilar do Grupo 1.

MESIO-D		ISTAL W GRC	<IDTH (r)UP: 1	И-D) em ZERO	mm PARA MIL	D)				MA	kXILLA F	<Y MO[	ELS.
MODELO		M	P2	P1	C	LI	IC	IC	LI	C	P1	P2	M
1.	P	10.7	7	7	7	7	9.2	9.2	6.5	7.4	7.5	7.4	10.8
	D	10.83	7.10	7.55	7.74	6.90	8.61	8.93	6.71	7.37	7.40	7.36	10.70
2.	P	11.2	6.2	6.5	7.1	5.9	8.5	8.3	6	6.6	6.1	5.6	11
	D	10.91	6.29	6.45	6.96	5.88	8.19	8.18	6.08	6.64	6.05	5.68	10.94
3.	P	11.7	6.5	6.8	8.4	6.9	8.6	8.7	6.7	8.3	6.8	6.8	11.6
	D	11.20	6.67	6.74	8.37	6.91	8.40	8.49	6.86	8.14	6.85	6.60	11.40
4.	P	10.4	6.4	6.8	7.7	7.7	9.3	9.5	7.5	7.6	6.9	6.4	10.4
	D	10.25	6.47	6.88	7.41	7.41	9.02	9.0	7.57	7.50	6.84	6.49	10.25
5.	P	11.1	6.8	6.9	7.4	7.2	9.0	9.0	6.6	7.5	6.8	6.8	11.1
	D	11.13	6.68	6.88	7.39	6.94	8.87	8.92	6.69	7.38	6.71	6.61	11.20
6.	P	10.4	7.4	7.0	7.7	7.7	9.4	9.4	7.6	7.2	7.2	7.4	10.7
	D	10.45	7.53	7.17	7.45	7.76	9.12	9.20	7.20	7.50	7.11	7.41	10.56
7.	P	10.9	6.7	7.5	8.4	7.2	8.4	8.4	6.7	8.3	6.9	6.8	10.4
	D	10.59	6.88	7.23	7.11	7.13	8.48	8.33	6.78	7.56	7.39	6.84	10.57
8.	P	9.2	5.9	6.1	7.7	6.5	7.6	8.2	6.5	7.8	6.2	5.5	9.2
	D	9.13	5.85	6.07	7.78	6.46	7.81	8.21	6.52	7.68	6.21	5.55	9.15
9.	P	9.4	6.9	6.8	7.8	6.6	8.4	8.4	7.1	7.7	7.2	6.6	9.4
	D	9.41	6.49	6.85	7.64	6.67	8.43	8.40	7.05	7.68	7.15	6.68	9.37
10.	P	9.6	6.1	6.9	6.8	7.4	8.9	8.9	6.9	7.2	6.8	6.1	9.6
	D	9.62	6.17	6.91	6.85	7.38	8.85	8.99	6.89	7.24	6.75	6.11	9.62

11.	P	10.4	7.5	8.1	8.2	7.9	9.6	9.6	7.5	7.6	8.3	7.0	10.4
	D	10.41	7.59	8.04	8.24	7.97	9.33	9.35	7.46	7.68	8.37	7.17	10.37
12.	P	10.4	6.9	7.1	7.7	7.2	9.0	9.0	7.2	7.7	7.4	7.1	10.4
	D	10.42	6.90	7.16	7.65	7.26	8.97	8.98	7.24	7.66	7.49	7.13	10.55
13.	P	9.9	6.6	6.7	7.2	6.0	8.1	7.9	6.2	7.4	6.6	6.5	9.9
	D	9.87	6.63	6.66	7.22	6.06	8.13	7.87	6.21	7.40	6.69	6.53	9.87
14.	P	9.4	6.1	6.5	7.3	6.0	8.0	8.0	6.0	7.3	6.5	6.4	9.4
	D	9.42	6.50	6.52	7.35	6.01	7.94	7.94	6.04	7.31	6.52	6.62	9.40
15.	P	9.2	6.6	7.1	7.9	6.5	8.7	8.4	6.8	7.8	6.8	6.6	9.2
	D	9.22	6.63	7.14	7.91	6.48	8.71	8.46	6.85	7.81	6.79	6.64	9.22

Tabela 2: Medidas da largura mesiodistal dos modelos de gesso mandibular do Grupo 1.

MESIO-D MODELO		ISTAL W GR C	<IDTH (r)UP: 1 P2	И-D) em ZERO P1	mm PARA MIL C	D) LI	IC	IC	LI	MA C	NDIB UL P1	.AR MC P2	DELS. M
1.	P	11.3	7.5	7.1	6.4	6.3	5.8	5.7	6.2	6.6	7.9	7.8	10.7
	D	10.95	7.58	7.19	6.47	6.15	5.39	5.58	6.07	6.36	7.39	7.87	10.78
2.	P	10.4	6.6	6.8	6.8	6.2	5.2	5.3	6.2	6.8	6.7	6.7	10.4
	D	10.70	6.82	6.47	6.41	6.09	5.31	5.31	6.07	6.44	6.38	6.45	10.74
3.	P	11.2	6.9	7.6	7.0	6.2	5.7	5.7	6.1	6.8	7.5	7.7	11.2
	D	11.25	7.12	7.24	7.16	6.08	5.46	5.36	6.06	6.89	7.21	7.35	11.24
4.	P	11.1	7.4	7.4	7.0	5.9	5.9	5.7	6.3	6.9	7.4	7.4	11.0
	D	11.06	7.39	7.32	6.71	5.92	5.58	5.66	6.13	6.90	7.34	7.31	11.05
5.	P	10.6	6.8	6.5	6.6	6.1	5.5	5.5	6.4	6.7	6.7	6.9	11.0

	D	10.87	6.82	6.44	6.36	6.02	5.40	5.23	6.05	6.44	6.46	6.76	10.97
6.	P	11.3	7.2	7.2	6.9	6.1	5.8	5.4	6.4	7	7.2	7.3	11.3
	D	11.05	7.24	7.03	6.67	6.08	5.34	5.36	6.04	6.94	7.18	7.20	11.04
7.	P	10.9	7.1	6.9	6.9	6.7	6.0	5.7	6.7	7.2	7.3	7.5	10.9
	D	10.93	7.37	6.92	7.19	6.21	5.44	5.76	6.06	6.82	6.81	7.32	10.62
8.	P	10.1	6.0	6.6	6.6	5.7	4.7	4.9	5.7	6.6	6.1	6.8	10.1
	D	10.06	5.81	6.53	6.57	5.69	4.83	4.86	5.70	6.61	6.12	6.04	10.01
9.	P	10.3	7.0	6.7	6.1	6.7	5.7	5.7	6.8	5.7	6.6	6.7	10.3
	D	10.48	6.73	6.58	6.15	5.64	5.42	5.35	5.85	6.09	6.73	7.0	10.33
10.	P	9.6	6.7	6.7	6.3	5.7	5.4	5.6	6.0	6.4	6.4	6.8	9.6
	D	9.61	6.65	6.93	6.22	5.21	5.38	5.12	5.44	6.11	6.20	6.20	9.22
11.	P	11.6	8.1	7.9	7.4	7.4	6.1	6.0	7.1	7.2	7.9	8.1	11.6
	D	11.56	7.87	7.89	7.34	7.06	6.04	6.16	6.94	7.26	7.89	7.86	11.57
12.	P	11.4	7.5	7.5	6.7	6.1	5.4	5.4	6.1	6.7	7.5	7.5	11.5
	D	11.35	7.58	7.45	6.73	6.05	5.48	5.44	6.10	6.72	7.55	7.55	11.05
13.	P	9.7	6.7	6.6	6.4	5.2	4.8	4.9	5.4	6.3	6.3	6.7	9.7
	D	9.88	6.72	6.54	6.34	5.39	4.81	4.78	5.47	6.22	6.29	6.69	9.91
14.	P	10.5	7.1	6.9	6.6	5.7	5.0	5.0	5.7	6.1	7.0	7.0	10.8
	D	10.78	7.05	7.0	6.59	5.66	5.0	4.99	5.67	6.14	7.04	7.0	10.45
15.	P	10.6	6.8	7.1	7.1	6.3	5.6	5.6	6.7	6.9	7.1	7.0	10.6
	D	10.57	6.83	7.13	6.84	6.33	5.65	5.49	6.28	7.05	7.11	7.06	10.63

Tabela 3: Medidas da largura mesiodistal dos modelos de gesso maxilar do Grupo 2.

LARGURA MESIO-DISTAL (M-D) em mm

GRUPO: 2 (MODERADO) MODELOS MAXILARES.

MODELO		M	P2	P1	C	LI	IC	IC	LI	C	P1	P2	M
1.	P	10.0	6.8	6.3	7.2	6.8	8.5	8.5	6.9	7.6	6.6	6.5	10.3
	D	9.98	6.74	6.27	7.20	6.4	8.21	8.17	6.84	7.48	6.36	6.63	10.15
2.	P	10.3	7.0	7.8	8.2	7.7	9.2	9.2	8.1	7.9	7.7	6.6	10.1
	D	10.31	7.05	7.78	8.17	7.48	9.19	9.17	7.49	7.85	7.59	6.57	10.35
3.	P	10.5	7.7	7.8	7.8	7.6	8.6	8.6	7.7	7.4	7.5	7.5	10.0
	D	10.10	7.71	7.79	7.74	6.36	8.57	8.59	6.28	7.69	7.50	7.47	10.05
4.	P	10.8	6.8	7.3	7.1	7.0	8.1	8.2	7.4	7.1	7.0	6.5	10.5
	D	10.72	6.83	7.31	7.13	6.81	8.10	8.06	7.11	7.09	6.98	6.55	10.66
5.	P	11.3	7.1	7.3	7.6	6.3	8.8	8.8	6.4	8.0	7.0	6.5	10.7
	D	10.97	7.04	7.30	7.56	6.42	8.79	8.71	6.84	8.03	7.05	6.48	10.47
6.	P	11.1	7.1	6.4	8.1	7.6	9.3	9.2	8.5	7.6	6.5	6.7	11.1
	D	11.01	7.13	6.79	8.05	7.45	9.27	9.22	8.53	7.61	6.51	6.75	11.09
7.	P	10.6	6.4	7.0	7.4	7.3	8.4	8.4	7.0	7.3	6.4	6.2	10.7
	D	10.58	6.30	7.04	7.43	7.28	8.36	8.37	6.98	7.34	6.40	6.20	10.71
8.	P	10.6	6.9	7.0	8.2	7.3	8.7	8.7	7.4	7.8	6.4	6.9	10.2
	D	10.62	6.90	7.01	8.19	7.22	8.68	8.70	7.38	7.82	6.99	6.92	10.22
9.	P	9.8	7.3	7.1	8.1	5.8	9	9.7	6.3	8.1	6.9	6.8	9.7
	D	10.41	7.26	7.14	8.11	5.78	9.0	9.70	6.32	8.11	7.09	6.99	10.34
10.	P	9.7	6.3	6.4	7.0	6.9	8.3	8.4	6.9	7.0	6.4	6.1	9.6
	D	9.71	6.27	6.41	7.03	6.76	8.28	8.25	6.83	7.02	6.43	6.08	9.62

11.	P	10.8	6.0	7.0	7.3	7.5	8.0	8.0	7.4	7.0	7.1	6.0	10.6
	D	10.29	6.0	7.02	7.31	7.31	8.06	8.0	7.30	7.36	7.11	6.06	9.97
12.	P	9.3	5.6	6.2	6.7	5.6	7.1	7.3	5.7	6.7	6.3	6.0	9.0
	D	9.27	6.30	6.01	6.74	5.70	7.25	7.38	5.40	6.71	5.98	6.01	9.03
13.	P	10.9	7.3	8.1	8.6	8.4	10.2	10.2	8.5	8.6	7.6	7.2	10.9
	D	11.02	7.33	8.10	8.61	8.41	10.18	10.08	8.50	8.70	7.87	7.28	11.02
14.	P	10.8	7.0	8.0	7.7	7.3	8.6	8.8	7.3	7.8	7.3	6.6	10.5
	D	10.80	6.99	7.69	7.70	7.27	8.59	8.81	7.28	7.98	7.63	6.94	10.50
15.	P	11.1	6.7	6.9	8.9	8.3	9.6	9.5	7.7	8.5	7.3	7.0	11.1
	D	11.12	7.28	7.14	8.92	8.27	9.46	9.37	7.67	8.74	7.33	7.22	11.29

Tabela 4: Medidas da largura mesiodistal dos modelos de gesso mandibular do Grupo 2.

LARGURA MESIO-DISTAL (M-D) em mm

GRUPO: 2 (MODERADO) MODELOS MANDIBULARES.

MODELO		M	P2	P1	C	LI	IC	IC	LI	C	P1	P2	M
1.	P	10.3	6.8	6.7	6.4	5.8	5.7	5.1	5.8	6.4	6.6	6.5	10.1
	D	10.12	6.70	6.45	6.49	5.80	5.11	5.08	5.83	6.44	6.66	6.58	10.23
2.	P	10.0	7.1	7.2	7.2	6.3	5.0	6.0	6.2	7.2	7.4	6.8	10.1
	D	10.03	7.14	7.41	7.20	6.23	5.09	5.10	6.35	7.20	7.19	7.10	10.06
3.	P	10.4	7.7	8.1	6.7	6.0	5.9	5.9	6.5	6.8	8.1	7.4	10.4
	D	10.44	7.72	8.08	6.77	6.35	5.89	5.98	6.33	6.76	8.11	7.72	10.39
4.	P	10.9	6.9	7.3	6.4	5.8	5.3	5.5	5.7	6.6	7.3	7.0	10.7
	D	10.71	6.90	7.09	6.38	5.78	5.30	5.15	5.82	6.36	7.19	7.01	10.67
5.	P	10.8	7.8	7.4	6.5	6.0	6.0	6.2	6.1	6.6	7.3	7.8	11.3

	D	11.49	7.68	7.41	6.45	5.85	5.40	5.49	5.93	6.58	7.30	7.36	11.41
6.	P	10.6	6.9	7.1	6.8	6.2	5.6	5.4	6.3	6.8	7.1	6.8	10.9
	D	10.93	6.92	7.04	6.78	6.16	5.31	5.51	6.25	6.51	7.08	6.83	10.59
7.	P	11.5	6.8	6.6	6.5	6.2	5.7	5.6	6.0	6.5	7.2	7.0	11.3
	D	11.33	6.93	6.71	6.27	6.0	5.52	5.39	5.97	6.31	6.97	7.20	11.45
8.	P	11.3	7.6	7.1	7.1	6.0	5.5	5.5	6.1	6.8	7.1	7.3	11.3
	D	11.31	7.32	7.10	7.07	5.96	5.45	5.48	5.99	7.11	7.37	7.58	11.30
9.	P	10.8	7.8	7.4	7.0	6.4	5.3	5.5	6.4	7.0	7.1	7.6	10.5
	D	10.80	7.63	7.12	6.99	6.37	5.53	5.25	6.32	6.95	7.62	7.82	10.52
10.	P	10.6	7.0	6.4	6.4	5.6	5.1	5.4	5.8	6.2	6.3	6.6	10.5
	D	10.56	6.60	6.31	6.18	5.75	5.36	5.08	5.61	6.45	6.40	7.03	10.52
11.	P	10.5	6.8	7.0	6.0	6.1	5.1	5.2	5.0	6.5	7.0	6.5	10.2
	D	10.50	6.83	7.04	6.25	5.67	5.08	4.96	5.60	6.20	6.96	6.50	10.25
12.	P	9.4	6.2	6.2	5.5	5.5	4.9	5.0	5.5	5.6	6.0	6.2	9.3
	D	9.61	6.40	6.31	5.52	5.51	4.89	4.67	5.48	5.73	6.13	6.21	9.71
13.	P	11.3	8.0	8.2	8.0	7.1	6.5	6.7	7.1	8.0	8.1	7.7	11.5
	D	11.31	8.03	8.20	8.18	7.08	6.6	6.59	6.78	8.2	8.09	8.08	11.51
14.	P	10.8	7.5	7.8	6.8	6.3	6.0	5.8	6.6	6.5	7.4	7.5	11.1
	D	11.27	7.51	7.8	6.52	6.30	6.02	5.81	6.28	6.51	7.80	7.49	11.49
15.	P	11.6	7.1	7.7	7.7	6.7	5.8	5.7	6.6	7.6	7.2	7.0	11.6
	D	11.57	7.27	7.84	7.71	6.65	5.57	5.59	6.56	7.59	7.30	7.50	11.58

Tabela 5: Medidas da largura mesiodistal dos modelos de gesso maxilar do Grupo 3.

LARGURA MESIO-DISTAL (M-D) em mm

GRUPO: 3 (GRAVE) MODELOS MAXILARES.

MODELO		M	P2	P1	C	LI	IC	IC	LI	C	P1	P2	M
1.	P	11.5	6.8	6.9	8.1	7.5	10.8	9.6	7.8	8.1	7.2	6.7	11.1
	D	11.20	6.97	7.15	8.07	7.38	10.11	9.79	7.57	8.0	7.18	6.94	11.12
2.	P	11.4	6.7	8.1	8.7	8.2	10.1	9.8	8.1	8.7	8.0	7.2	11.5
	D	11.81	7.80	8.22	8.71	8.71	10.09	10.12	8.91	9.02	8.43	7.95	11.61
3.	P	10.6	6.4	6.8	7.1	6.8	8.4	8.4	7.2	7.2	6.6	6.8	10.5
	D	9.47	6.42	6.79	7.42	6.77	8.19	8.40	7.22	7.60	6.61	6.80	9.88
4.	P	10.2	7.3	7.0	7.7	7.3	8.5	8.1	6.7	8.0	7.3	6.9	9.8
	D	10.15	7.29	7.0	7.42	7.26	8.51	8.10	6.68	7.98	7.27	6.91	9.80
5.	P	11.0	6.7	7.3	8.5	7.4	8.6	8.7	7.5	8.2	7.5	7.4	11.0
	D	10.52	6.70	7.30	8.50	7.39	8.68	8.72	7.48	8.20	7.51	7.39	10.52
6.	P	10.2	6.6	6.7	8.1	6.5	8.2	8.2	6.9	8.1	6.7	6.3	10.1
	D	10.20	6.57	6.72	8.06	6.52	8.17	8.18	6.73	8.09	6.73	6.45	10.11
7.	P	10.1	7.0	7.3	7.2	6.7	7.6	7.6	6.7	7.2	6.8	6.3	10.0
	D	10.12	6.99	7.27	7.29	6.60	7.78	7.80	6.70	7.19	7.0	6.87	10.01
8.	P	10.7	7.2	7.8	8.0	8.0	9.8	9.9	7.8	8.1	7.6	7.2	10.6
	D	10.70	7.20	7.79	8.0	7.88	9.81	9.83	7.77	8.10	7.57	7.21	10.56
9.	P	10.8	6.5	7.3	7.8	6.9	8.6	8.7	6.8	7.9	7.5	6.2	10.8
	D	10.76	6.74	8.20	8.33	6.96	8.67	8.59	6.76	7.85	7.51	6.24	10.83
10.	P	10.3	6.3	7.2	8.1	6.8	8.7	8.9	6.3	8.0	7.1	6.2	10.3
	D	10.30	6.33	7.20	8.11	6.80	8.69	8.65	6.25	8.02	7.28	6.21	10.33

11.	P	11.2	7.1	7.4	7.9	7.6	9.4	9.4	7.1	7.8	7.3	7.0	11.2
	D	10.62	7.18	7.48	8.03	7.65	9.38	9.45	7.13	7.91	7.49	7.20	10.57
12.	P	9.7	6.0	6.8	7.3	6.7	7.9	8.2	5.8	7.2	7.0	5.9	9.9
	D	9.69	6.28	6.93	7.26	6.68	8.15	8.17	5.86	7.33	7.09	6.20	9.91
13.	P	11.1	6.7	7.6	8.4	7.3	8.8	8.8	6.8	8.4	7.2	6.7	11.1
	D	11.13	6.78	7.58	8.40	7.31	8.78	8.80	6.97	8.40	7.55	6.92	11.12
14.	P	10.5	7.3	8.2	8.0	7.9	9.7	9.7	7.9	8.0	7.8	7.0	10.6
	D	10.53	7.27	7.81	7.95	7.89	9.66	9.68	7.85	8.0	7.81	6.98	10.61
15.	P	10.1	6.1	6.7	7.7	5.9	8.8	8.6	5.4	7.7	6.8	6.2	10.1
	D	10.12	6.58	7.18	7.78	6.01	8.68	8.60	5.89	7.68	7.19	6.51	10.11

Tabela 6: Medidas da largura mesiodistal dos modelos de gesso mandibular do Grupo 3.

LARGURA MESIO-DISTAL (M-D) em mm

GRUPO: 3 (GRAVE) MODELOS MANDIBULARES.

MODELO		M	P2	P1	C	LI	IC	IC	LI	C	P1	P2	M
1.	P	11.1	7.2	7.7	7.6	7.1	6.8	6.6	7.1	7.4	7.4	6.1	11.1
	D	11.12	7.20	7.71	7.60	6.79	6.60	6.60	6.93	7.41	7.55	7.12	11.12
2.	P	12.3	8.2	8.3	7.7	6.3	6.2	6.2	6.6	7.6	8.1	8.0	12.5
	D	12.31	8.21	8.29	7.71	6.33	6.19	6.20	6.27	7.61	8.09	8.22	12.47
3.	P	10.7	6.8	7.2	6.5	5.7	5.8	5.6	5.7	6.8	7.0	6.5	10.5
	D	10.71	7.01	7.21	6.51	5.60	5.62	5.70	5.60	6.78	7.15	7.0	10.52
4.	P	10.5	7.0	7.2	6.7	6.2	5.1	5.1	6.7	6.3	6.8	6.6	10.4
	D	9.97	6.76	6.40	6.11	6.21	4.52	4.59	5.70	6.11	6.95	7.34	10.24
5.	P	10.7	7.8	7.7	7.7	6.4	5.8	5.8	6.4	7.7.	7.8	7.7	10.7

	D	10.71	7.79	7.90	7.60	6.22	5.50	5.54	6.41	7.70	7.89	7.77	10.70
6.	P	10.1	6.9	6.4	7.1	5.8	5.3	5.2	5.7	6.6	6.5	6.8	10.5
	D	10.35	7.29	7.02	6.65	5.78	5.0	5.10	5.60	6.66	6.67	7.39	10.31
7.	P	9.0	7.4	7.0	6.5	5.3	5.2	5.2	5.4	6.5	7.2	7.5	9.1
	D	9.03	7.39	7.04	6.47	5.24	5.19	5.19	5.28	6.58	7.17	7.51	9.10
8.	P	12.2	7.6	7.9	7.2	6.5	5.9	5.8	6.5	7.1	7.4	7.2	11.8
	D	11.83	7.81	7.57	7.15	6.50	5.80	5.69	6.27	7.22	7.72	7.83	12.21
9.	P	10.9	7.5	7.3	6.7	6.3	5.4	5.9	6.4	6.6	7.3	7.2	10.9
	D	10.92	7.50	7.0	6.68	6.20	5.56	5.77	6.10	6.57	7.28	7.42	10.92
10.	P	10.5	7.0	6.7	6.7	6.1	5.1	5.4	5.8	6.6	6.7	6.7	10.5
	D	10.53	7.01	6.86	6.56	5.74	5.13	5.07	5.82	6.59	6.93	6.99	10.50
11.	P	10.8	7.7	7.4	6.7	5.8	5.1	5.6	5.5	6.8	7.1	7.5	10.7
	D	10.83	7.71	7.43	6.66	5.55	5.49	5.46	5.72	6.67	7.32	7.58	10.72
12.	P	10.7	6.7	6.6	6.5	5.5	5.1	4.6	5.5	6.2	6.5	6.7	10.7
	D	10.55	6.75	6.57	6.45	5.36	4.96	5.02	5.58	6.47	6.63	6.69	10.69
13.	P	10.6	7.2	7.1	7.3	6.2	5.7	5.6	6.2	7.2	7.4	7.6	10.9
	D	10.85	7.36	7.21	7.29	6.08	5.70	5.62	6.10	7.32	7.24	7.38	10.94
14.	P	10.8	7.4	7.7	7.1	6.4	5.6	6.0	6.4	7.1	7.8	7.3	10.6
	D	10.80	7.52	7.72	6.99	6.27	5.89	6.0	6.41	7.20	7.83	7.50	10.92
15.	P	9.9	6.5	7.0	6.4	5.9	5.6	5.6	5.6	6.5	6.8	6.3	9.9
	D	9.89	6.49	6.98	6.51	5.88	5.64	5.57	5.86	6.45	7.0	6.52	9.89

Tabela 7: Discrepância do comprimento do arco dos modelos maxilares dos modelos de gesso do Grupo 1.

Discrepância do comprimento da arcada em mm: MODELOS MAXILARES. GRUPO: 1 (ZERO A LIGEIRO)

S. NÃO.		ARCH PERÍMETRO	TOTAL MATERIAL DOS DENTES	DISCREPÂNCIA
1.	P	82.0	75.2	6.8
	D	82.13	75.67	6.46
2.	P	71.0	66.8	4.2
	D	71.14	66.43	4.71
3.	P	77.0	74.5	2.5
	D	76.76	74.02	2.74
4.	P	76.0	75.3	0.7
	D	77.54	74.6	2.94
5.	P	75.0	74.0	1.0
	D	75.32	73.07	2.25
6.	P	82.0	78.0	4.0
	D	81.98	77.46	4.52
7.	P	76.0	75.3	0.7
	D	76.10	73.72	2.38
8.	P	70.0	68.0	2.0
	D	69.81	68.14	1.67
9.	P	74.0	73.5	0.5
	D	74.16	73.04	1.12
10.	P	75.0	72	3

	D	74.94	72.14	2.8
11.	P	80.0	81.3	-1.3
	D	80.83	81.22	-0.39
12.	P	77.0	76.3	0.7
	D	76.97	76.44	0.53
13.	P	70.0	69.2	0.8
	D	70.20	69.4	0.8
14.	P	74.0	68.1	5.9
	D	74.72	68.76	5.96
15.	P	75.0	73.2	1.8
	D	75.33	73.42	1.91

Tabela 8: Discrepância do comprimento do arco dos modelos de gesso mandibular do Grupo 1.

Discrepância do comprimento da arcada em mm: MODELOS MANDIBULARES. GRUPO: 1 (ZERO A LIGEIRO)				
S. NÃO.		ARCH PERÍMETRO	TOTAL MATERIAL DOS DENTES	DISCREPÂNCIA
1.	P	71.0	67.3	3.7
	D	70.16	66.05	4.11
2.	P	63.0	61.9	1.1
	D	63.35	61.75	1.6
3.	P	67.0	66.1	0.9
	D	66.74	65.94	0.8
4.	P	67.0	66.3	0.7

	D	67.46	66.24	1.22
5.	P	62.0	63.7	-1.7
	D	61.75	61.98	-0.23
6.	P	64.0	66.5	-2.5
	D	63.17	65.08	-1.91
7.	P	66.0	68	-2.0
	D	65.21	65.91	-0.7
8.	P	59.0	59.7	-0.7
	D	58.52	58.75	-0.23
9.	P	61.5	63.7	-2.2
	D	60.97	61.55	-0.58
10.	P	61.0	62	-1.0
	D	60.49	59.46	1.03
11.	P	72.0	73.2	-1.2
	D	72.96	72.31	0.65
12.	P	67.0	66.4	0.6
	D	66.92	66.65	0.27
13.	P	60.0	59.3	0.7
	D	59.22	59.24	-0.02
14.	P	62.0	62.1	-0.1
	D	61.03	62.14	-1.11
15.	P	65.0	66.3	-1.3
	D	64.88	65.79	-0.91

Tabela 9: Discrepância do comprimento do arco dos modelos de gesso maxilar do Grupo 2.

Discrepância do comprimento da arcada em mm: MODELOS MAXILARES. GRUPO: 2 (MODERADO)

S. NÃO.		ARCH PERÍMETRO	TOTAL MATERIAL DOS DENTES	DISCREPÂNCIA
1.	P	73.0	71.7	1.3
	D	73.25	70.31	2.94
2.	P	77.0	79.4	-2.4
	D	76.66	78.33	-1.67
3.	P	76.0	78.2	-2.2
	D	75.47	75.71	-0.24
4.	P	75.0	72.5	2.5
	D	74.65	71.97	2.68
5.	P	73.0	73.8	0.8
	D	73.24	74.22	-0.98
6.	P	71.0	76.8	-5.8
	D	70.93	77.31	-6.38
7.	P	78.0	71.8	6.2
	D	78.32	71.69	6.63
8.	P	74.0	75.3	-1.3
	D	74.59	75.82	-1.23
9.	P	77.0	76.1	0.9
	D	77.63	75.49	2.14
10.	P	70.0	69.7	0.3

	D	70.86	69.36	1.5
11.	P	75.0	71.3	3.7
	D	74.87	71.52	3.35
12.	P	62.0	63.2	-1.2
	D	62.94	63.46	-0.52
13.	P	82.0	84.7	-2.7
	D	82.46	85.05	-2.59
14.	P	75.0	76.4	-1.4
	D	75.45	76.88	-1.43
15.	P	80.0	80.4	0.4
	D	80.08	81.41	-1.33

Tabela 10: Discrepância do comprimento do arco dos modelos de gesso mandibular do Grupo 2.

Discrepância do comprimento da arcada em mm: MODELOS MANDIBULARES. GRUPO: 2 (MODERADO)				
S. NÃO.		ARCH PERÍMETRO	TOTAL MATERIAL DOS DENTES	DISCREPÂNCIA
1.	P	59.0	61.8	-2.8
	D	58.82	61.13	-2.48
2.	P	60.0	66.4	-6.4
	D	59.50	66.02	-6.52
3.	P	64.0	69.1	-5.1
	D	63.89	69.71	-5.82
4.	P	60.0	63.8	-3.8

	D	60.10	63.0	-2.9
5.	P	61.0	66.9	-5.9
	D	61.65	65.43	-3.78
6.	P	63.0	65.0	-2.0
	D	63.45	64.40	-0.95
7.	P	61.0	64.1	-3.1
	D	60.58	63.26	-2.68
8.	P	62.0	66.1	-4.1
	D	62.50	66.44	-3.94
9.	P	64.0	67.5	-3.5
	D	64.20	67.58	-3.38
10.	P	57.0	60.8	-3.8
	D	57.84	60.78	-2.94
11.	P	58.0	61.2	-3.2
	D	57.73	61.10	-3.37
12.	P	51.0	56.6	-5.6
	D	51.40	59.96	-8.56
13.	P	70.0	74.9	-4.9
	D	70.97	75.82	-4.85
14.	P	62.0	67.8	-5.8
	D	61.83	68.04	-6.21
15.	P	65.0	69.1	-4.1
	D	65.0	69.58	-4.58

Tabela 11: Discrepância do comprimento do arco dos modelos de gesso maxilar do Grupo 3.

Discrepância do comprimento da arcada em mm: MODELOS MAXILARES. GRUPO: 3 (GRAVE)

S. NÃO.		ARCH PERÍMETRO	TOTAL MATERIAL DOS DENTES	DISCREPÂNCIA
1.	P	76.0	79.5	-3.5
	D	76.20	79.15	-3.55
2.	P	78.0	84.1	-6.1
	D	78.15	87.95	-9.8
3.	P	72.0	71.7	-0.3
	D	71.95	72.24	-0.29
4.	P	72.0	74.8	-2.8
	D	71.86	74.43	-2.57
5.	P	75.0	77.8	-2.8
	D	75.15	77.86	-2.71
6.	P	65.0	72.3	-7.3
	D	64.94	72.24	-7.3
7.	P	69.0	70.4	-1.4
	D	69.41	71.49	-2.08
8.	P	72.0	81.4	-9.4
	D	72.63	81.16	-8.53
9.	P	74.0	74.2	-0.2
	D	74.40	75.86	-1.46
10.	P	66.0	73.6	-7.6

	D	69.14	73.56	-4.42
11.	P	77.0	78.0	-1.0
	D	77.38	78.91	-1.53
12.	P	65.0	68.8	-3.8
	D	65.61	69.95	-4.34
13.	P	73.0	76.7	-3.7
	D	73.07	77.5	-4.43
14.	P	70.0	81.5	-11.5
	D	70.17	80.9	-10.73
15.	P	70.0	69.9	-0.1
	D	69.60	72.09	-2.49

Tabela 12: Discrepância do comprimento do arco dos modelos de gesso mandibular do Grupo 3.

Discrepância do comprimento da arcada em mm: MODELOS MANDIBULARES. GRUPO: 3 (GRAVE)				
S. NÃO.		ARCH PERÍMETRO	TOTAL MATERIAL DOS DENTES	DISCREPÂNCIA
1.	P	60.0	71.0	-11.0
	D	60.53	71.52	-10.99
2.	P	68.0	73.2	-5.2
	D	68.09	73.12	-5.03
3.	P	58.0	63.1	-5.1
	D	59.41	64.16	-4.75
4.	P	53.0	63.7	-10.7

	D	53.42	60.69	-7.27
5.	P	65.0	70.8	-5.8
	D	64.33	70.32	-5.99
6.	P	58.0	62.3	-4.3
	D	57.73	63.15	-5.42
7.	P	56.0	63.2	-7.2
	D	56.31	63.05	-6.74
8.	P	63.0	69.1	-6.1
	D	63.33	69.54	-6.21
9.	P	61.0	66.6	-5.6
	D	60.08	66.08	-6.0
10.	P	57.0	62.8	-5.8
	D	56.84	62.68	-5.84
11.	P	58.0	65.2	-7.2
	D	57.41	65.59	-8.18
12.	P	54.0	59.9	-5.9
	D	54.32	60.47	-6.15
13.	P	62.0	67.5	-5.5
	D	62.05	67.3	-5.25
14.	P	61.0	68.8	-7.8
	D	60.41	69.31	-8.9
15.	P	57.0	62.2	-6.0
	D	56.67	62.9	-6.23

Quadro 13: Análise de Bolton para o Grupo 1

ANÁLISE DE BOLTON em %: GRUPO 1 (ZERO A LIGEIRO)		
S. NÃO.		RELAÇÃO / VALOR
1.	P	0.92
	D	0.90
2.	P	0.93
	D	0.94
3.	P	0.90
	D	0.92
4.	P	0.92
	D	0.93
5.	P	0.87
	D	0.88
6.	P	0.90
	D	0.89
7.	P	0.93
	D	0.92
8.	P	0.92
	D	0.91
9.	P	0.91
	D	0.90
10.	P	0.89
	D	0.86

11.	P	0.95
	D	0.94
12.	P	0.92
	D	0.91
13.	P	0.88
	D	0.89
14.	P	0.96
	D	0.95
15.	P	0.96
	D	0.95

Quadro 14: Análise de Bolton para o Grupo 2

ANÁLISE DE BOLTON em &%age: GRUPO 2 (MODERADO)		
S. NÃO.		RELAÇÃO / VALOR
1.	P	0.89
	D	0.90
2.	P	0.87
	D	0.87
3.	P	0.91
	D	0.94
4.	P	0.91
	D	0.90
5.	P	0.93

	D	0.92
6.	P	0.87
	D	0.86
7.	P	0.93
	D	0.93
8.	P	0.92
	D	0.92
9.	P	0.93
	D	0.92
10.	P	0.92
	D	0.92
11.	P	0.89
	D	0.89
12.	P	0.92
	D	0.93
13.	P	0.92
	D	0.92
14.	P	0.92
	D	0.92
15.	P	0.90
	D	0.89

Quadro 15: Análise de Bolton para o Grupo 3

ANÁLISE DE BOLTON em %: GRUPO 3 (GRAVE)		
S. NÃO.		RELAÇÃO / VALOR
1.	P	0.91
	D	0.92
2.	P	0.92
	D	0.88
3.	P	0.91
	D	0.93
4.	P	0.89
	D	0.86
5.	P	0.92
	D	0.93
6.	P	0.90
	D	0.91
7.	P	0.88
	D	0.89
8.	P	0.91
	D	0.91
9.	P	0.92
	D	0.90
10.	P	0.89
	D	0.89

11.	P	0.86
	D	0.87
12.	P	0.92
	D	0.91
13.	P	0.90
	D	0.89
14.	P	0.88
	D	0.89
15.	P	0.91
	D	0.90

Tabela 16: Tempo total necessário para efetuar a análise entre o gesso e o digital para o Grupo 1.

TEMPO TOTAL NECESSÁRIO PARA EFECTUAR A ANÁLISE. GRUPO 1 (ZERO A LIGEIRO)		
S.NO.	MODELOS DE GESSO	MODELOS DIGITAIS
1.	6min 35seg	7min 28seg
2.	6min 84seg	8 min 40 seg.
3.	6min 44seg	7min 48seg
4.	6min 85seg	9min 23seg
5.	6min 80seg	8min 10seg
6.	5min 98seg	7min 35seg
7.	6min 23seg	7min 37seg
8.	6min 74seg	9min 32seg
9.	6min 40seg	6min 12seg
10.	6min 33seg	6min 50seg

11.	6min 85seg	6min 56seg
12.	6min 79seg	8min 01s
13.	6min 31seg	6min 37seg
14.	6min 23seg	6min 38seg
15.	6min 73seg	6min 22seg

Tabela 17: Tempo total necessário para efetuar a análise entre o gesso e o digital para o Grupo 2.

TEMPO TOTAL NECESSÁRIO PARA EFECTUAR A ANÁLISE. GRUPO 2 (MODERADO)		
S.NO.	MODELOS DE GESSO	MODELOS DIGITAIS
1.	5min 78seg	8min 40seg
2.	5min 55seg	7min 07seg
3.	5min 57seg	7min 53seg
4.	5min 60seg	7min 04seg
5.	5min 53seg	6min 24seg
6.	5min 69seg	7min 24seg
7.	5min 54seg	7min 58seg
8.	5min 25seg	8min 24seg
9.	5min 42seg	8min 14seg
10.	5min 52seg	8min 22seg
11.	5min 52seg	6min 46seg
12.	4min 89seg	6min 29seg
13.	5min 56seg	7min 42seg
14.	5min 36seg	6min 47seg
15	5min 42seg	7min 20seg

Tabela 18: Tempo total necessário para efetuar a análise entre o gesso e o digital para o Grupo 3.

TEMPO TOTAL NECESSÁRIO PARA EFECTUAR A ANÁLISE. GRUPO 3 (GRAVE)		
S.NO.	MODELOS DE GESSO	MODELOS DIGITAIS
1.	6min 12seg	7min 17seg
2.	6min 09seg	8min 48seg
3.	6min 34seg	8min 62seg
4.	6min 19seg	9min 58seg
5.	6min 09seg	6min 23seg
6.	6min 24seg	7min 10seg
7.	6min 20seg	7min 55seg
8.	6min 78seg	7min 57seg
9.	6min 21seg	7min 67seg
10.	6min 34seg	8min 54seg
11.	7min 57seg	8min 24seg
12.	6min 46seg	6min 09seg
13.	6min 35seg	7min 42seg
14.	6min 86seg	8min 16seg
15.	6min 36seg	8min 01 seg

Tabela 19: Comparação da largura mesio-distal (mm) nos modelos de gesso e digital dos maxilares do Grupo 1

Localização	Modelo em gesso	Modelo digital	Valor P
R-M	10.26±0.79	10.19±0.70	0.800
R-P2	6.64±0.46	6.69±0.47	0.762
R-P1	6.92±0.46	6.95±0.47	0.861
R-C	7.62±0.49	7.54±0.43	0.630
R-LI	6.91±0.65	6.88±0.63	0.892
R-CI	8.71±0.56	8.59±0.45	0.513
L-CI	8.73±0.55	8.62±0.47	0.558
L-LI	6.79±0.52	6.81±0.46	0.897
L-C	7.56±0.43	7.50±0.33	0.687
L-P1	6.93±0.54	6.95±0.57	0.917
L-P2	6.60±0.56	6.63±0.54	0.890
L-M	10.23±0.75	10.21±0.73	0.936

Tabela 20: Comparação da largura mesio-distal (mm) nos modelos mandibulares de gesso e digital do Grupo 1

Localização	Modelo em gesso	Modelo digital	Valor P
R-M	10.71±0.62	10.74±0.55	0.877
R-P2	7.03±0.49	7.04±0.50	0.949
R-P1	7.03±0.42	6.98±0.42	0.715
R-C	6.72±0.34	6.65±0.36	0.588
R-LI	6.15±0.52	5.97±0.44	0.310
R-CI	5.51±0.43	5.37±0.31	0.318
L-CI	5.47±0.33	5.36±0.35	0.384
L-LI	6.25±0.46	6.00±0.36	0.097+
L-C	6.66±0.40	6.60±0.37	0.673
L-P1	7.04±0.56	6.91±0.54	0.533
L-P2	7.19±0.45	7.04±0.54	0.422
L-M	10.71±0.6	10.64±0.59	0.742

Tabela 21: Comparação da largura mesio-distal (mm) nos modelos de gesso e digital dos maxilares do Grupo 2

Localização	Modelo em gesso	Modelo digital	Valor P
R-M	10.51±0.58	10.46±0.53	0.822
R-P2	6.80±0.54	6.88±0.48	0.688
R-P1	7.11±0.62	7.12±0.59	0.952
R-C	7.73±0.62	7.73±0.61	0.998
R-LI	7.16±0.80	6.99±0.79	0.573
R-CI	8.69±0.73	8.67±0.70	0.917
L-CI	8.77±0.72	8.71±0.71	0.816
L-LI	7.28±0.79	7.12±0.80	0.578
L-C	7.63±0.55	7.70±0.57	0.717
L-P1	6.93±0.48	6.99±0.55	0.774
L-P2	6.61±0.43	6.68±0.46	0.672
L-M	10.33±0.59	10.36±0.58	0.884

Tabela 22: Comparação da largura mesio-distal (mm) nos modelos mandibulares de gesso e digital do Grupo 2

Localização	Modelo em gesso	Modelo digital	Valor P
R-M	10.72±0.58	10.80±0.59	0.716
R-P2	7.20±0.51	7.17±0.47	0.876
R-P1	7.21±0.59	7.19±0.6	0.930
R-C	6.73±0.63	6.72±0.65	0.946
R-LI	6.13±0.41	6.10±0.41	0.813
R-CI	5.56±0.45	5.47±0.43	0.599
L-CI	5.63±0.44	5.41±0.47	0.188
L-LI	6.11±0.52	6.07±0.37	0.810
L-C	6.74±0.57	6.73±0.61	0.951
L-P1	7.15±0.56	7.21±0.56	0.754
L-P2	7.05±0.49	7.20±0.52	0.412
L-M	10.72±0.64	10.78±0.62	0.801

Tabela 23: Comparação da largura mesio-distal (mm) nos modelos de gesso e digital dos maxilares do Grupo 3

Localização	Modelo em gesso	Modelo digital	Valor P
R-M	10.63±0.53	10.49±0.60	0.508
R-P2	6.71±0.41	6.87±0.42	0.303
R-P1	7.27±0.48	7.37±0.47	0.564
R-C	7.91±0.46	7.96±0.45	0.771
R-LI	7.17±0.63	7.19±0.68	0.932
R-CI	8.93±0.87	8.89±0.74	0.902
L-CI	8.84±0.70	8.86±0.73	0.944
L-LI	6.99±0.77	7.05±0.80	0.823
L-C	7.91±0.44	7.96±0.43	0.749
L-P1	7.23±0.41	7.35±0.44	0.441
L-P2	6.67±0.46	6.85±0.48	0.289
L-M	10.57±0.53	10.47±0.53	0.607

Tabela 24: Comparação da largura mesio-distal (mm) nos modelos mandibulares P aster e Digital do Grupo 3

Localização	Modelo em gesso	Modelo digital	Valor P
R-M	10.72±0.80	10.69±0.77	0.927
R-P2	7.26±0.46	7.32±0.46	0.725
R-P1	7.28±0.52	7.26±0.51	0.919
R-C	6.96±0.46	6.86±0.50	0.581
R-LI	6.10±0.45	5.98±0.44	0.477
R-CI	5.58±0.48	5.52±0.52	0.742
L-CI	5.61±0.49	5.54±0.51	0.694
L-LI	6.10±0.53	5.98±0.43	0.490
L-C	6.87±0.46	6.89±0.48	0.896
L-P1	7.19±0.48	7.29±0.44	0.528
L-P2	7.05±0.56	7.35±0.44	0.110
L-M	10.72±0.76	10.75±0.82	0.918

Tabela 25: Comparação da discrepância do comprimento do arco nos modelos maxilares de gesso e digitais do Grupo 1

Discrepância do comprimento do arco em mm	Modelo em gesso	Modelo digital	Valor P
PERÍMETRO DE ARCO	75.60±3.74	75.86±3.81	0.851
MATERIAL TOTAL DO DENTE	73.38±4.00	73.17±3.86	0.884
DISCREPÂNCIA	2.22±2.21	2.69±1.97	0.541

Tabela 26: Comparação da discrepância do comprimento do arco nos modelos de gesso e digital dos modelos mandibulares do Grupo 1

Discrepância do comprimento do arco em mm	Modelo em gesso	Modelo digital	Valor P
PERÍMETRO DE ARCO	64.50±3.84	64.19±4.12	0.832
MATERIAL TOTAL DO DENTE	64.83±3.59	63.92±3.65	0.497
DISCREPÂNCIA	-0.33±1.65	0.27±1.43	0.297

Tabela 27: Comparação da discrepância do comprimento do arco nos modelos maxilares de gesso e digitais do Grupo 2

Discrepância do comprimento do arco em mm	Modelo em gesso	Modelo digital	Valor P
PERÍMETRO DE ARCO	74.53±4.69	74.76±4.53	0.894
MATERIAL TOTAL DO DENTE	74.75±5.13	74.57±5.21	0.923
DISCREPÂNCIA	-0.06±2.91	0.19±3.09	0.820

Tabela 28: Comparação da discrepância do comprimento do arco nos modelos mandibulares de gesso e digitais do Grupo 2

Discrepância do comprimento do arco em mm	Modelo em gesso	Modelo digital	Valor P
PERÍMETRO DE ARCO	61.13±4.24	61.3±4.33	0.917
MATERIAL TOTAL DO DENTE	65.41±4.35	65.48±4.28	0.962
DISCREPÂNCIA	-4.27±1.29	-4.20±1.93	0.900

Tabela 29: Comparação da discrepância do comprimento do arco nos modelos de gesso e digital dos maxilares do Grupo 3

Discrepância do comprimento do arco em mm	Modelo em gesso	Modelo digital	Valor P
PERÍMETRO DE ARCO	71.8±3.91	71.98±3.93	0.902
MATERIAL TOTAL DO DENTE	75.65±4.68	76.35±4.82	0.687
DISCREPÂNCIA	-3.90±3.42	-4.42±3.21	0.674

Tabela 30: Comparação da discrepância do comprimento do arco nos modelos mandibulares de gesso e digital do Grupo 3

Discrepância do comprimento do arco em mm	Modelo em gesso	Modelo digital	Valor P
PERÍMETRO DE ARCO	59.73±3.75	59.79±3.62	0.968
MATERIAL TOTAL DO DENTE	65.96±3.94	65.99±4.01	0.983
DISCREPÂNCIA	-6.28±2.32	-6.20±2.12	0.927

Quadro 31: Comparação da análise de Bolton: RELAÇÃO / VALOR

ANÁLISE DE BOLTON:	Grupo I	Grupo II	Grupo III	Valor P
Modelo em gesso	0.917±0.03	0.909±0.020	0.901±0.02	0.151
Modelo digital	0.913±0.026	0.908±0.022	0.898±0.020	0.253
Valor P	0.636	1.000	0.707	-

Tabela 32: Comparação do tempo total necessário para a análise:

Tempo total necessário (min)	Modelo em gesso	Modelo digital	Valor P
Grupo I	6.92±0.41	7.59±1.04	0.028*
Grupo II	5.80±0.19	7.50±0.73	<0.001**
Grupo III	5.81±0.19	7.50±0.73	<0.001**
Comparação de grupos	F=30,915; P<0,001**	F=0,988; P=0,381	-

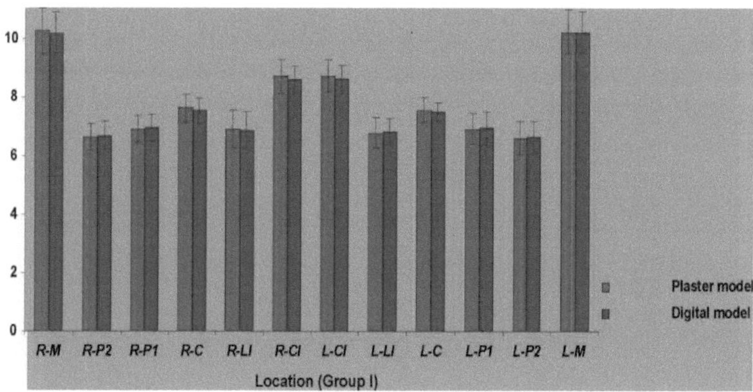

MAXIL MODEL

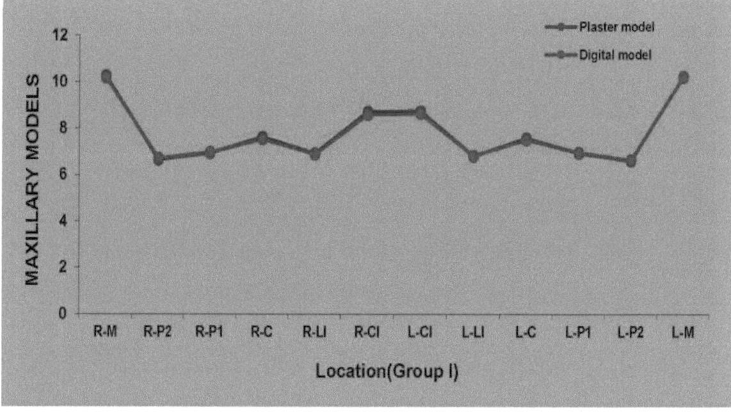

Figura 17: Comparação da largura mesio-distal (mm) em Gesso e Digital nos MODELOS MAXILARES do Grupo I

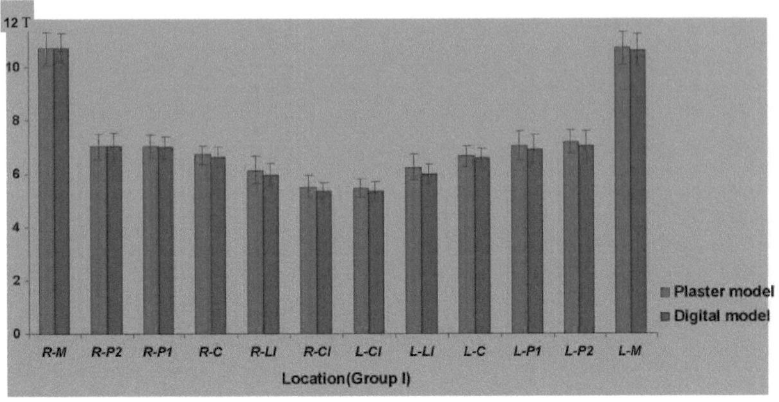

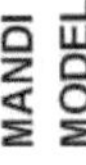

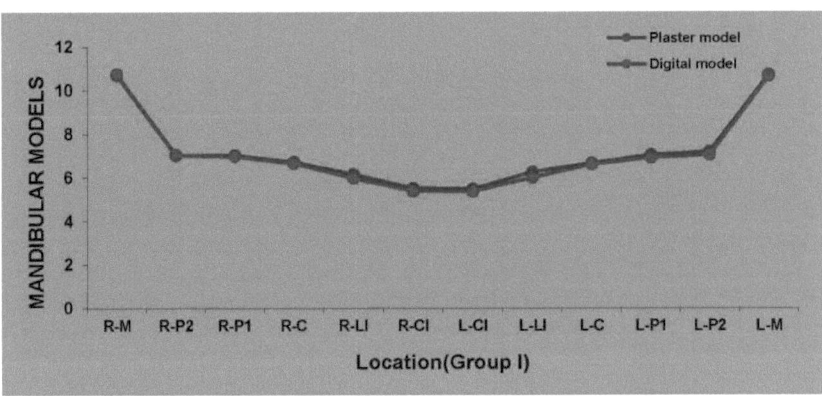

Figura 18: Comparação da largura mesio-distal (mm) em Gesso e Digital nos MODELOS MANDIBULARES do Grupo I

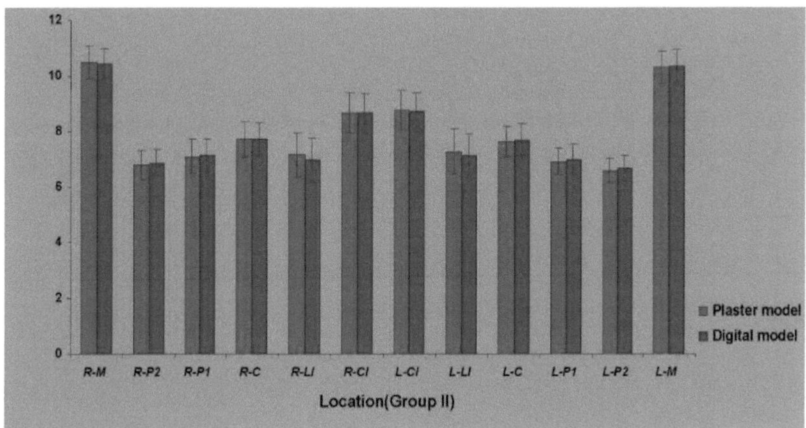

MAXIL MODEL

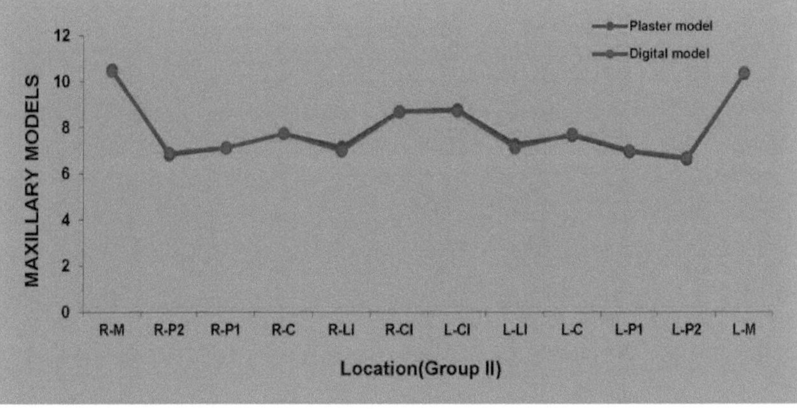

Figura 19: Comparação da largura mesio-distal (mm) em Gesso e Digital nos MODELOS MAXILARES do Grupo II

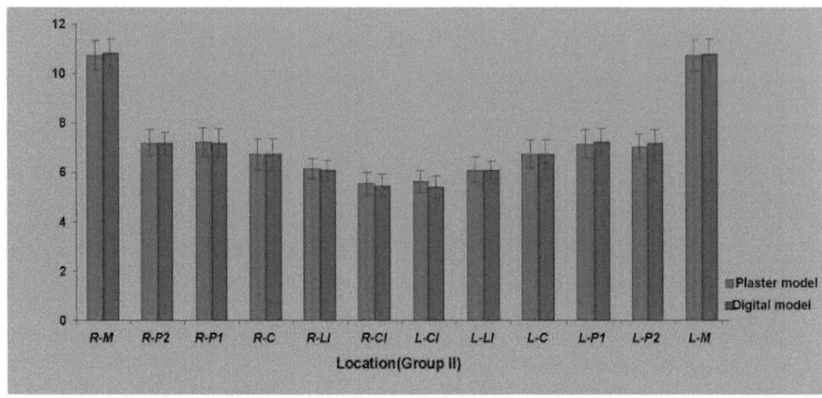

MANDI
MODEL

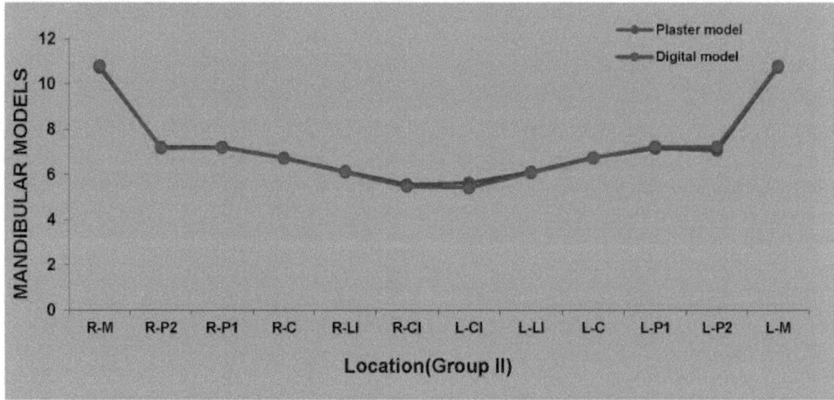

Figura 20: Comparação da largura mesio-distal (mm) em Gesso e Digital nos MODELOS MANDIBULARES do Grupo II

Figura 21: Comparação da largura mesio-distal (mm) em Gesso e Digital nos MODELOS MAXILARES do Grupo III

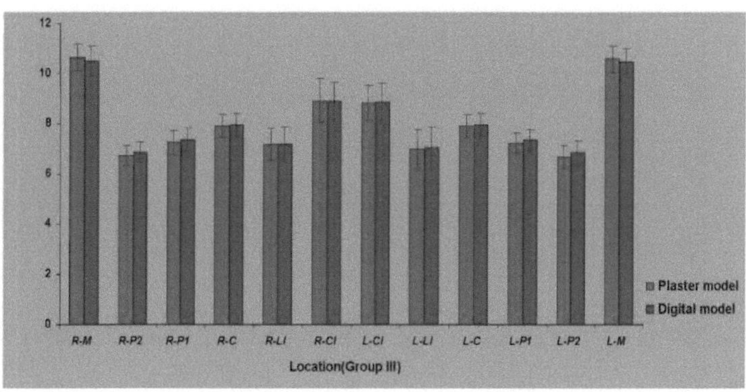

MAXIL
MODEL

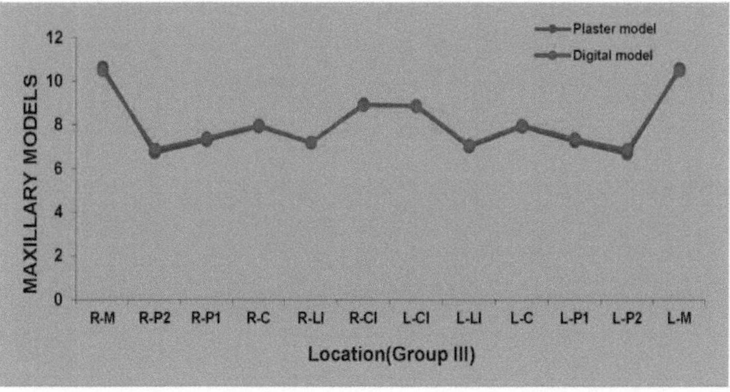

Figura 22: Comparação da largura mesio-distal (mm) em Gesso e Digital nos MODELOS

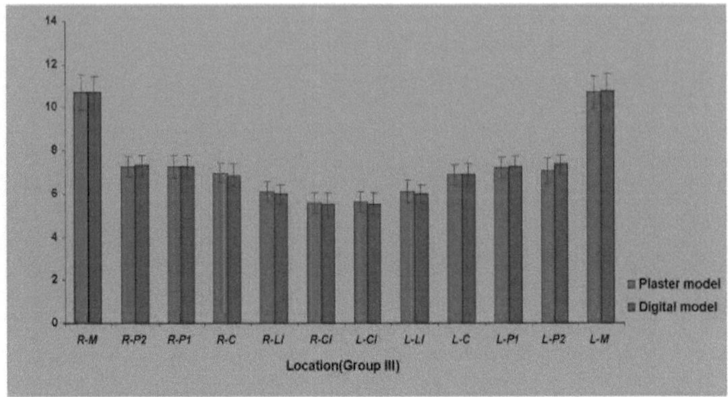

MANDI
MODEL

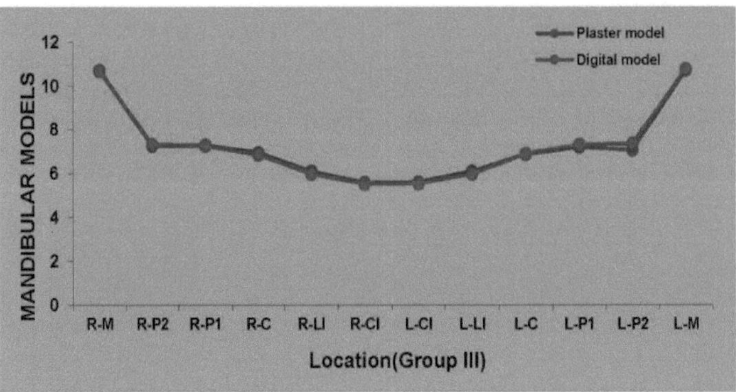

MANDIBULARES do Grupo III

Figura 23: Comparação entre o perímetro do arco, o material dentário total e a discrepância entre o gesso e a digital nos modelos maxilares do Grupo I

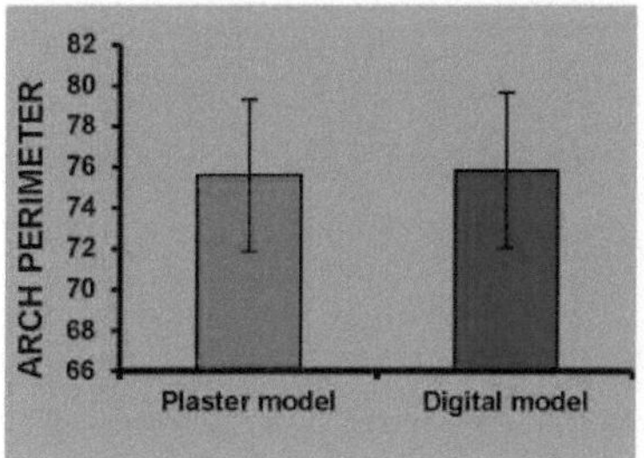

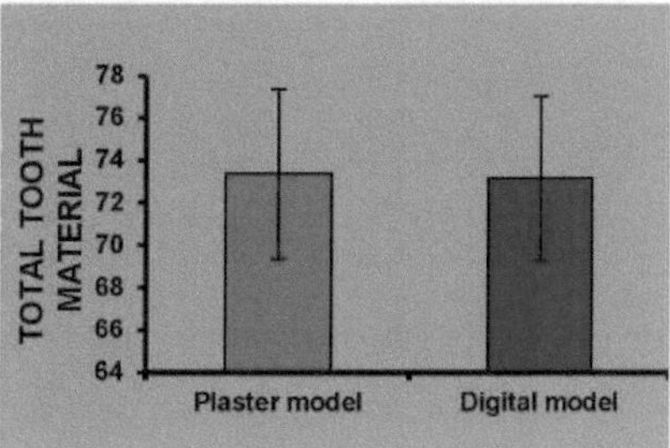

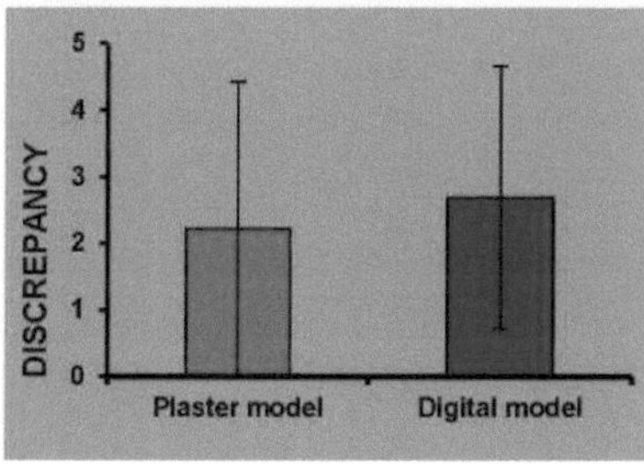

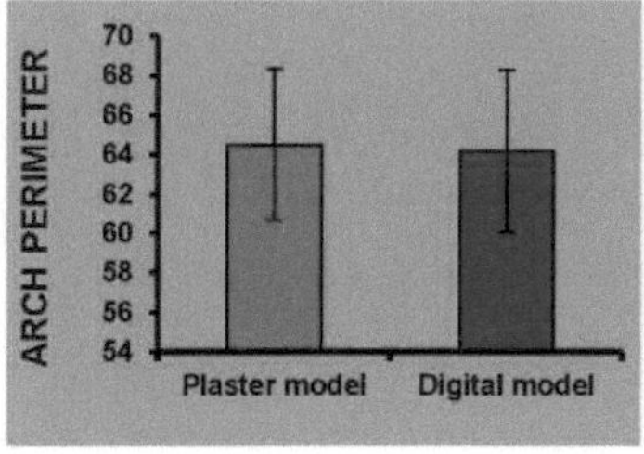

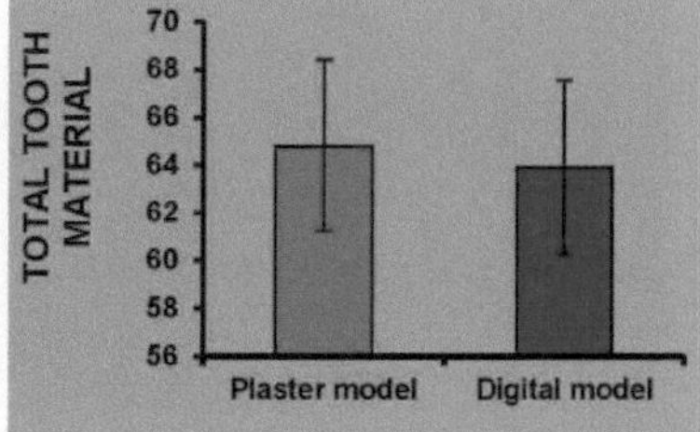

Figura 24: Comparação entre o perímetro do arco, o material dentário total e a discrepância

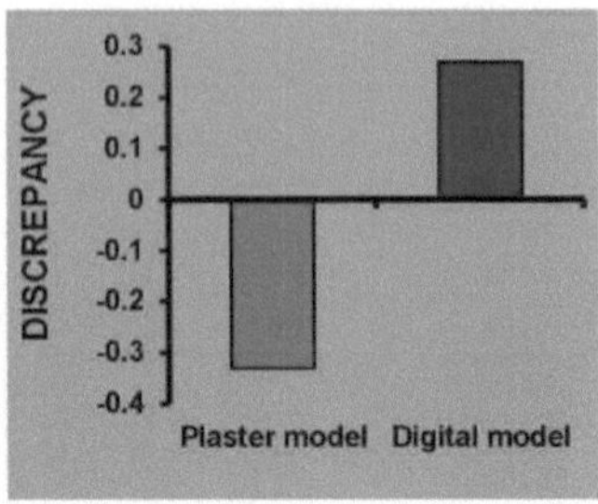

entre o gesso e a digital nos modelos mandibulares do Grupo I

Figura 25: Comparação do perímetro do arco, do material dentário total e da discrepância entre

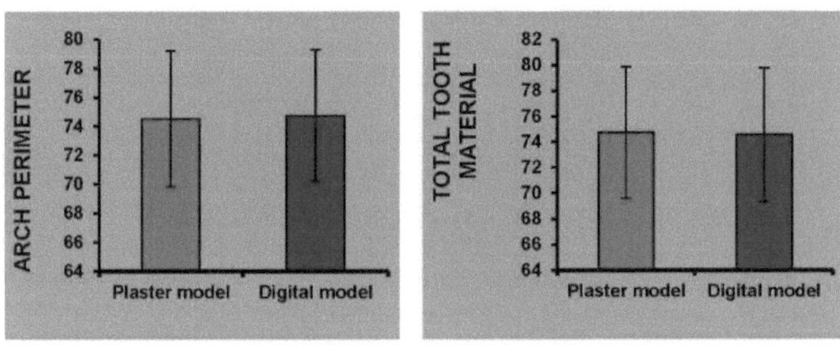

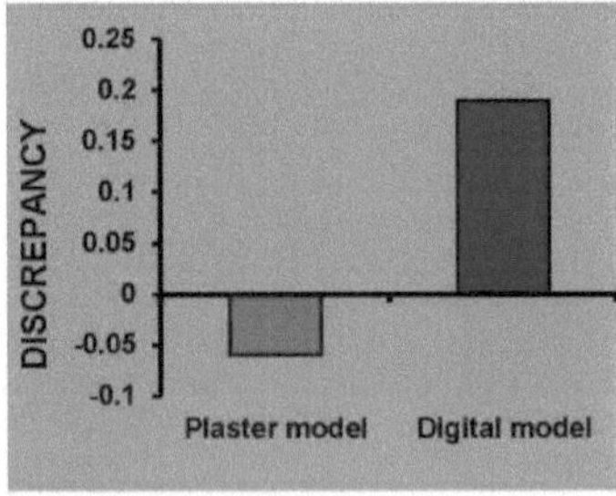

gesso e digital nos modelos maxilares do Grupo II

Figura 26: Comparação do perímetro do arco, material dentário total e discrepância entre gesso e digital nos modelos mandibulares do grupo II

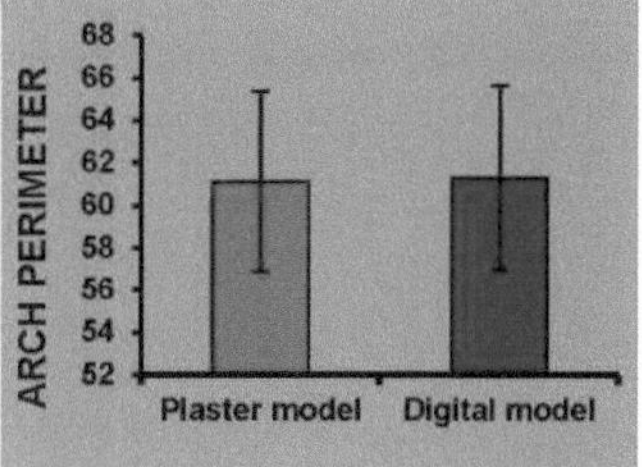

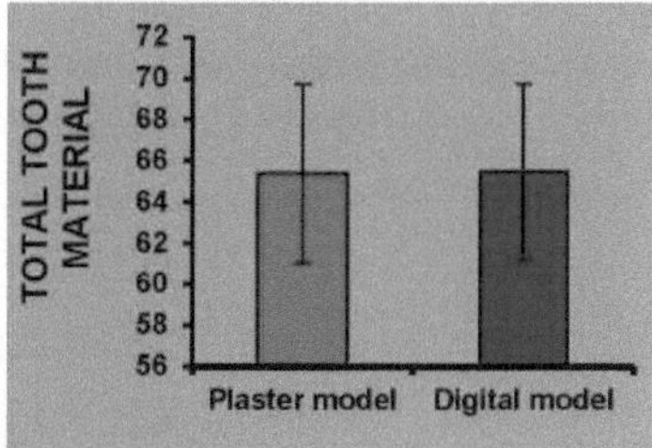

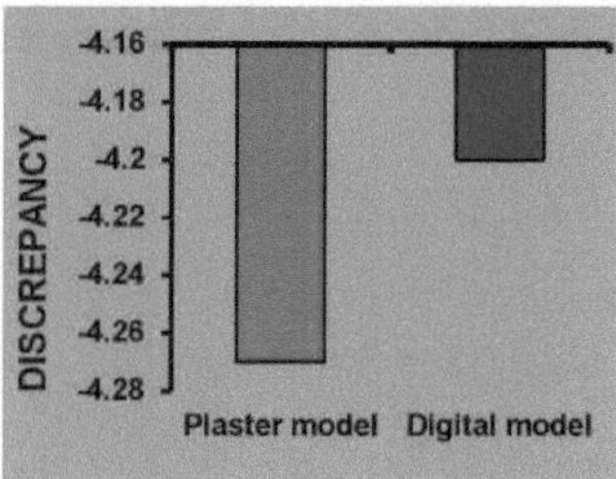

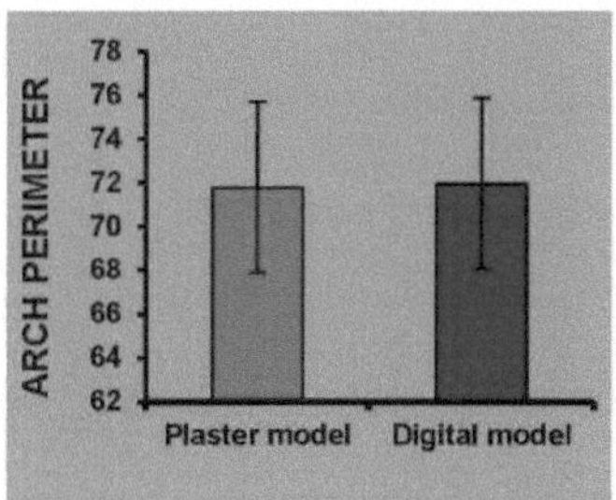

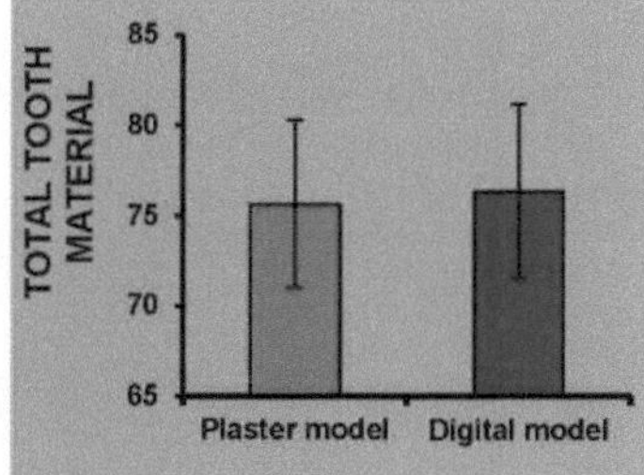

Figura 27: Comparação do perímetro do arco, material dentário total e discrepância entre gesso

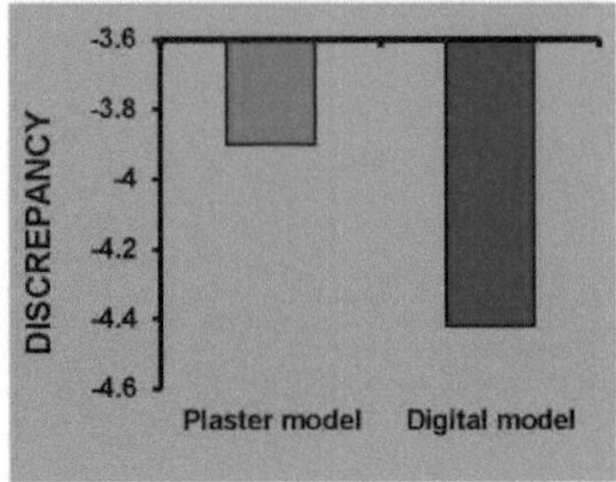

e digital nos modelos MAXILARES do Grupo III

Figura 28: Comparação do perímetro do arco, material dentário total e discrepância entre gesso

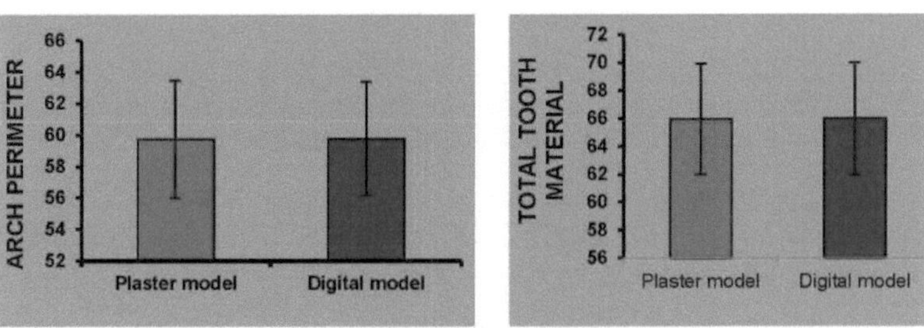

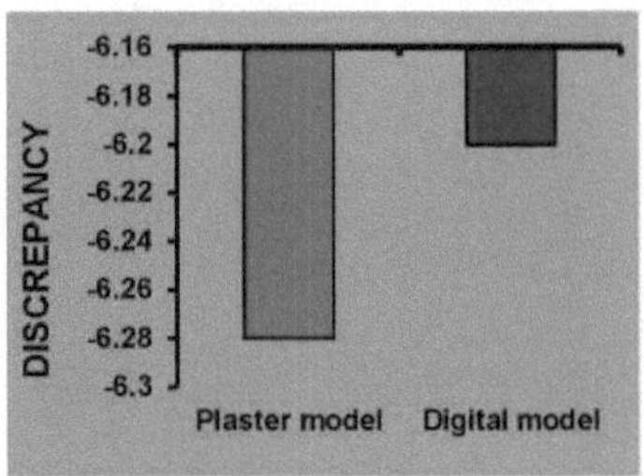

e digital nos modelos mandibulares do grupo III

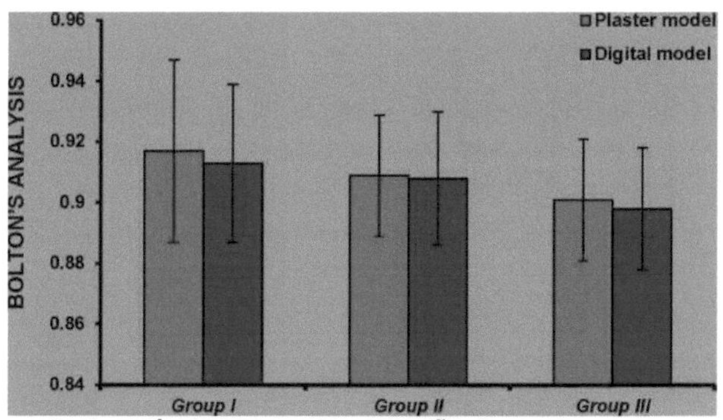

Figura 29: Comparação da ANÁLISE DE BOLTON: RELAÇÃO / VALOR

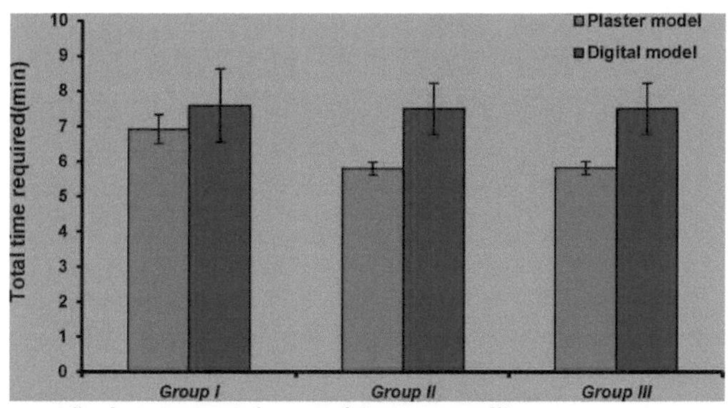

Figura 30: Comparação do tempo total necessário para a análise

DISCUSSÃO

Os modelos de estudo ortodônticos são normalmente recolhidos para ajudar no diagnóstico, planeamento do tratamento, monitorizar o progresso do tratamento e complementar os registos escritos. Várias medições, como o tamanho dos dentes, a forma da arcada, as discrepâncias no comprimento da arcada e outras análises de modelos podem ser efectuadas utilizando estes modelos de estudo. As medições com paquímetro são consideradas como o "padrão de ouro", em relação ao qual são comparadas outras técnicas de medição. A manutenção de registos informatizados é uma rotina em muitas clínicas de ortodontia. A fotografia digital e a radiografia digital, bem como outros gráficos baseados em computador e o sistema de gestão de pacientes, constituem um registo eletrónico do paciente. Em conjunto com o recente desenvolvimento da computação gráfica, a técnica de digitalização a laser tem sido utilizada no campo da medicina dentária para obter informações tridimensionais a partir de modelos de estudo em gesso ou impressões para fabricar os modelos digitais.

Com o crescente interesse dos ortodontistas pelas imagens tridimensionais, várias empresas oferecem "modelos virtuais", motivados por uma série de vantagens percebidas, incluindo a redução dos requisitos de armazenamento, o rápido acesso à informação digital, a fácil transferência de dados e a versatilidade. Diversas empresas com avanços tecnológicos recentes, como o OrthoCAD[13] e o e-models[14], permitiram a geração de modelos digitais com versatilidade de manipulação e economia de volumes tridimensionais. Todos os programas informáticos que fornecem sistemas de modelos virtuais de imagens tridimensionais são semelhantes no que respeita às avaliações que podem ser efectuadas, mas diferem no software que fornecem e no método de digitalização dos modelos ou impressões.

O sistema 3Shape Ortho da empresa 3Shape A/S é uma introdução recente no mercado de modelos digitais, fornecendo modelos virtuais com a sua digitalização proprietária processo do scanner R700 que utiliza um movimento de 3 eixos e duas câmaras de alta resolução com dispositivo de acoplamento carregado, uma de cada lado do laser que observa o perfil da linha à medida que esta incide sobre o objeto. O sistema de duas câmaras reduz o tempo de digitalização, uma vez que é necessária uma menor reorientação do modelo para captar detalhes da superfície que normalmente não seriam captados por uma única câmara devido à sombra.

As decisões de tratamento ortodôntico baseiam-se em informações clinicamente relevantes. Como tal, é importante diferenciar entre a correlação matemática e a correlação clínica. Infelizmente, enquanto a análise matemática pode normalmente ser vista objetivamente dentro de limites definidos, decidir o significado clínico é uma questão de subjetividade. Todos os outros estudos anteriores que compararam os resultados entre modelos de gesso e digitais foram realizados utilizando OrthoCAD™ ou emodels™ e nenhum dos estudos foi agrupado e comparado com base na quantidade de apinhamento. O nosso estudo utilizou os serviços digitais do software 3Shape Ortho System, recentemente introduzido, para avaliar e comparar os resultados do tamanho da amostra quando agrupados em três categorias com base no apinhamento. No presente estudo, as medidas mesiodistais de cada dente para as arcadas maxilar e mandibular para cada conjunto de modelos em três grupos com base no apinhamento presente (Grupo 1: <2,5mm, Grupo 2: 2,5mm-5mm, e Grupo 3: >5mm) foram medidas com paquímetros digitais e o software digital 3Shape.

Os resultados do nosso estudo para as medições mesio-distais não mostraram diferenças estatisticamente significativas entre os modelos de gesso e os modelos digitais, concordando assim com os resultados dos estudos efectuados por vários outros autores descritos abaixo. Bell et al[1] avaliaram comparativamente as medidas diretas de 22 modelos de estudo e as medidas de imagens tridimensionais geradas por computador, utilizando uma técnica fotoestereométrica dos mesmos modelos de estudo, e não encontraram diferença estatisticamente significativa entre as medidas dos modelos de gesso e das imagens tridimensionais; a diferença média entre essas medidas foi de 0,27mm. Essa diferença está dentro da faixa de erro do operador (0,10-0,48mm) e não foi estatisticamente significativa ($P < 0,05$). Quimby et al[2] testaram a exatidão, reprodutibilidade, eficácia e eficiência das medições efectuadas em 50 modelos OrthoCAD baseados em computador e concluíram que essas medições pareciam ser, em geral, tão exactas e fiáveis como as efectuadas a partir de modelos de gesso. Motohashi e Kuroda[46] compararam um sistema tridimensional de desenho assistido por computador com paquímetros digitais para medir dentes, e não encontraram diferenças significativas entre os dois métodos a um nível de um por cento. Paredes e Gandia[58] investigaram a reprodutibilidade de um novo método digital (Hewlett Pachard scan jetpc* /T) para medir o tamanho dos dentes e calcular o Índice de Anteversão (ABI) e o Índice de

O estudo testou a fiabilidade e a validade das medições entre o gesso e os modelos virtuais OrthoCAD e concluiu que, a nível do grupo, as medições eram inferiores a 0,1 mm. Bootvong et al[64] testaram a fiabilidade e validade das medições entre o gesso e os modelos virtuais OrthoCAD e concluíram que, a nível de grupo, as medições eram inferiores a 0,1 mm.

Entretanto, alguns outros estudos mostraram uma diferença estatisticamente significativa quando compararam as medidas da largura mesiodistal entre os modelos de gesso e os digitais. Schirmer e Wiltshire[36] examinaram a diferença entre a análise de espaço manual e a assistida por computador, na qual as larguras mesiodistais dos dentes foram medidas com o uso de um calibrador Vernier e as medidas digitais através de fotocópias dos modelos e sua digitalização. Concluíram que as medidas digitalizadas eram menores do que as medidas manuais, com uma discrepância média no comprimento da arcada de 4,7 mm na maxila e 3,1 mm na mandíbula. Atribuíram esse fato à dificuldade de se medir um modelo tridimensional em duas dimensões, devido à estrutura convexa dos dentes, à curva de Spee e às diferenças nas inclinações dos dentes, e concluíram que houve alta precisão entre os dois examinadores. Santoro et al[51] apresentaram resultados baseados na ANOVA e diferenças médias, dificultando a comparação. Encontraram diferenças estatisticamente significativas entre os métodos de gesso e o OrthoCAD digital, com todas as medidas do modelo digital menores. Mullen et al[59] encontraram uma diferença significativa no cálculo da estrutura dentária, tanto na arcada superior quanto na inferior, quando compararam os modelos de estudo de gesso com o emodelo, com uma média de 1,48mm e 1,5mm de medidas menores, respetivamente para maxila e mandíbula, no caso dos emodelos. Zilberman et al[6] concluíram que as medidas obtidas com um paquímetro eram ligeiramente superiores às obtidas com as medidas digitais, mas a precisão dos modelos digitais era clinicamente aceitável.

O nosso estudo não identificou uma diferença considerável na medição da largura do dente entre os modelos de gesso e os modelos digitais, tanto a nível clínico como estatístico, mas o intervalo de diferenças entre as medições pode ter sido semelhante ao dos estudos efectuados anteriormente. A razão para as nossas medições serem algo semelhantes deve-se à ferramenta de alta resolução e ampliação do software 3Shape, que permite uma localização precisa dos pontos. Também foram utilizados os mesmos modelos de gesso para a digitalização, eliminando quaisquer possíveis diferenças resultantes da deformação do alginato dependente do tempo. Além disso, qualquer diferença entre as medições poderia surgir com base na curva de aprendizagem do operador na medição exacta com o software, mas uma vez aprendida esta tendência foi eliminada. Uma outra razão para os nossos resultados relativos às medições da largura dos dentes reside na tecnologia que a 3Shape Company utiliza, baseada no movimento de 3 eixos e em duas câmaras com dispositivo de acoplamento carregado, bem como no método de digitalização. A questão de o nosso estudo diferir de outros estudos que indicam diferenças significativas pode residir no processo de fabrico de modelos digitais, quer tenha sido efectuada uma digitalização de impressões ou uma digitalização de modelos e a diferença nos detalhes e na resolução do modelo.

A discrepância do comprimento da arcada é um procedimento essencial no diagnóstico e planeamento do tratamento das más oclusões. O presente estudo não encontrou diferenças estatisticamente significativas para a discrepância do comprimento das arcadas entre os três grupos, com base no apinhamento presente, concordando com os achados de Quimby et al[2], que determinaram a precisão, reprodutibilidade, eficácia, e efetividade do OrthoCAD na medição da discrepância do comprimento das arcadas. Redlich et al[.(60)] avaliaram a confiabilidade de uma nova técnica de mensuração de modelos de gesso ortodôntico tridimensionais escaneados com planos de secção transversal, utilizando o TELEDENT, e verificaram que os resultados mostraram que as medidas tridimensionais da largura dos dentes e do comprimento do arco, obtidas por planos de secção transversal, foram, em geral, semelhantes às medidas obtidas com paquímetro manual, enquanto as medidas lineares foram estatisticamente menores e, quando comparadas as análises espaciais, ambas as medidas digitais foram estatisticamente menores do que as obtidas com paquímetro ($p < 0,05$). A diferença na análise do espaço entre as medidas do paquímetro e do plano de secção transversal foi muito pequena (0,38-0,74 mm) e pode ser considerada clinicamente aceitável. Leifert et al[62] compararam as medidas de análise de espaço feitas em modelos digitais com as medidas feitas em modelos de gesso e encontraram uma ligeira (0,4mm), mas estatisticamente significativa, medida nos modelos maxilares, nenhuma diferença significativa nos modelos mandibulares e nenhuma diferença significativa foi encontrada entre as medidas dos 2 examinadores. Concluíram que a precisão do software para avaliação da análise de espaço em modelos digitais é clinicamente aceitável e reprodutível quando comparada com a análise tradicional de modelos de estudo em gesso. Bootvong et al[(64)], a nível de grupo, encontraram uma excelente concordância das relações das arcadas entre as medições em gesso e as medições digitais, com um valor de coeficiente de correlação intraclasse de >0,7. Quando se considera clinicamente a diferença de valores obtidos entre os modelos de gesso e os modelos digitais, os valores das medições eram aceitáveis e pouco susceptíveis de alterar o plano de tratamento.

No entanto, o presente estudo apresentou resultados contrastantes em relação aos estudos de outros autores, devido, principalmente, ao processo de digitalização dos modelos e à definição e execução mais precisas do protocolo de mensuração, quando utilizadas as ferramentas de medição do software dedicado. Mullen et al[59] mostraram diferenças estatisticamente significativas entre a discrepância do comprimento da arcada quando compararam modelos digitais e de gesso, devido às diferenças nas medidas variando de 1,5±1,36mm e 1,47±1,55mm para mandíbula e maxila, respetivamente, maiores do que os valores dos modelos.

A discrepância do tamanho dos dentes é definida como uma desproporção entre os tamanhos dos dentes individuais e, para se conseguir uma boa oclusão com a sobremordida e sobressaliência corretas, os dentes maxilares e mandibulares devem ser proporcionais em tamanho. Bolton[8, 9] estudou a desarmonia do tamanho dos dentes em relação ao tratamento da má oclusão. Os resultados do nosso estudo mostraram uma boa correlação quando comparados os valores da discrepância de Bolton para os três grupos baseados no apinhamento presente, com valores de 0,917±0,03mm e 0,913±0,026mm para o Grupo 1, 0,909±0,020mm e 0,908±0,022mm para o Grupo 2 e 0,901±0,02mm e 0,898±0,020mm para o Grupo 3, concordando com os resultados de outros autores citados a seguir.

Sheridan[29] relatou que o índice de Bolton era a ferramenta de diagnóstico mais utilizada, pois mostra se existe uma relação correta entre as proporções dentárias. No entanto, a determinação desse índice com métodos tradicionais de medição é trabalhosa. No nosso estudo, o método digital torna possível determinar medidas e cálculos de forma rápida e precisa, uma vez que os moldes foram digitalizados. De acordo com Shellhart et al[28], as discrepâncias do índice de Bolton podem variar em até ±2,2mm utilizando divisores com ponta de agulha, tornando a diferença entre os emodelos e o modelo de gesso clinicamente insignificante. Tomassetti et al[48] verificaram que quando o rácio de Bolton foi calculado entre três métodos diferentes: Quick Ceph, Hamilton Arch Tooth System (HATS), OrthoCAD e paquímetro digital de rotina Vernier, todos os quatro métodos tiveram alguns casos que variaram numa quantidade que poderia ser clinicamente significativa, mas os três métodos computadorizados não tiveram nenhuma diferença estatisticamente significativa quando comparados ao método tradicional de usar paquímetro Vernier. Paredes et al[58] compararam as relações de tamanho dos dentes de Bolton entre os modelos de gesso e os moldes digitais , obtidos após a colocação dos moldes dentários de pedra num scanner rodeado por uma folha de papel quadriculada. Os seus resultados mostraram que o método digital forneceu resultados comparáveis aos da técnica tradicional, uma vez que os parâmetros de regressão para cada índice mostraram que os coeficientes de correlação dos dois métodos eram muito elevados e semelhantes entre si (r=0,976 e r=0,979, respetivamente). Mullen et al[59] não encontraram diferenças significativas entre o índice de Bolton calculado com modelos de gesso e emodelos, com uma diferença média de 0,05±1,87.

O tempo, sem dúvida, continua a ser um fator crítico na prática ocupada de um ortodontista e a realização de qualquer análise de modelo sempre foi um procedimento laborioso e demorado para eles. Por isso, para qualquer avanço tecnológico, torna-se necessário acompanhar a necessidade do momento. O nosso estudo também teve em consideração este fator

mais importante e comparou o tempo total necessário para efetuar a análise do espaço (discrepância do comprimento da arcada e Bolton) entre os modelos de gesso de rotina e os modelos digitais 3Shape. Os resultados do nosso estudo para o Grupo 1, com valores de 6,92±0,41min e 7,59±1,04 para os modelos de gesso e digital, respetivamente, e um valor de P de 0,028, para o Grupo 2, com valores de 5,80±0,19min e 7,50±0,73 para os modelos de gesso e digital, respetivamente, e um valor de P <0.001 e o Grupo 3, com valores de 5,81±0,19min e 7,50±0,73 para os modelos de gesso e digital, respetivamente, e um valor de P <0,00, para nossa surpresa, mostraram fortes diferenças estatísticas e clínicas significativas entre os métodos de modelo de gesso e digital. O tempo gasto para o modelo digital foi maior do que para os modelos de gesso, o que não está de acordo com os estudos de outros autores. Tomassetti et al[48] verificaram que, quando se compara o tempo de cálculo do rácio de Bolton com o QuickCeph com o tempo de cálculo com o paquímetro de Vernier, existe uma diferença significativa, com um tempo médio para o QuickCeph de 1,85 minutos, em comparação com um tempo médio de 8,06 minutos com o paquímetro de Vernier. Verificou-se uma diferença significativa no que respeita ao tempo necessário para efetuar o cálculo com o HATS, que demorou em média apenas 3,4 minutos. Verificou-se uma diferença significativa no tempo necessário para calcular
O tempo de cálculo do rácio de Bolton utilizando o OrthoCAD, quando comparado com o paquímetro de Vernier, com o método OrthoCAD a demorar uma média de 5,37 minutos. Mullen et al[59] compararam o tempo necessário para calcular o rácio de Bolton utilizando gesso versus emodelos em segundos e concluíram que os modelos de gesso eram, em média, 65,6 segundos mais lentos do que o cálculo utilizando emodelos. O intervalo foi de +157 segundos a -47 segundos. O valor de P foi < 0,0001, indicando que existe uma diferença significativa entre os dois métodos.

A provável razão pela qual os modelos digitais demoraram mais tempo no nosso estudo deve-se ao facto de termos avaliado o tempo total necessário para realizar a análise do espaço, em comparação com outros estudos realizados anteriormente, nos quais o tempo de medição mesiodistal ou o tempo de análise foram avaliados individualmente. O pré-requisito para a realização da análise no software 3Shape foi a marcação do ponto de contacto mesial e distal de cada dente, após o que o software define o corte para cada dente, separa o dente, adiciona a raiz e finaliza o procedimento. A principal limitação do software é esta ferramenta inerente, que torna a realização da análise um pouco morosa. No entanto, este passo completo de marcação, definição, separação, adição de raiz e finalização é o único procedimento que tem de ser efectuado para qualquer tipo de ferramenta a ser utilizada, quer seja para análise ou configuração de tratamento virtual ou fabrico de quaisquer aparelhos. O fator tempo para completar todo este procedimento pode parecer um pouco mais longo, mas com certeza quando o mesmo software é utilizado para outros fins de configuração ortodôntica, torna as coisas mais fáceis e sem complicações por não refazer todos os passos mais uma vez. À luz dos resultados acima, o sistema 3Shape Ortho pode ser usado como uma alternativa aos modelos de estudo em gesso e, ao mesmo tempo, torna-se imperativo e uma força motriz para avaliar e comparar os serviços do software 3Shape com outros softwares disponíveis no mercado, exigindo mais pesquisas.

CONCLUSÕES

Tendo em conta os resultados obtidos neste estudo, podem ser tiradas as seguintes conclusões .

1. Ao comparar as medições da largura mesio-distal efectuadas com paquímetros digitais e com o 3Shape Ortho System, a diferença entre os dois não foi estatisticamente significativa nos três grupos (apinhamento ligeiro, moderado e severo)
2. A diferença entre o comprimento da arcada e o cálculo do rácio de Bolton foi estatisticamente insignificante.
3. O tempo necessário para efetuar as medições e os cálculos foi estatística e clinicamente

significativo, sendo o software 3Shape mais demorado do que os modelos de estudo de gesso de rotina em todos os grupos.

4. As medições do software do Sistema Ortopédico 3Shape são tão precisas e fiáveis como as medições de rotina com paquímetro digital, independentemente da gravidade do apinhamento, mas o tempo necessário para calcular a análise no sistema 3Shape precisa de ser investigado mais aprofundadamente.

RESUMO

A utilização da discrepância do comprimento da arcada e do rácio de Bolton é uma ferramenta de diagnóstico bem estabelecida na prática da ortodontia clínica. O clínico pode avaliar de forma rápida e precisa a estrutura dentária presente em ambas as arcadas e em relação umas às outras, de modo a antecipar quaisquer discrepâncias na largura da arcada e no tamanho dos dentes. Saber isto antes do início do tratamento permite ao clínico discutir com o paciente as várias possibilidades de tratamento necessárias para resolver o problema, que podem incluir extracções de determinados dentes, restaurações de dentes subdimensionados, facetas ou redução interproximal. Os avanços tecnológicos estão a chegar ao campo da ortodontia, com a utilização de computadores a tornar-se cada vez mais comum nos consultórios de ortodontia. Há anos que estão a ser utilizados para a marcação de consultas e para as contas financeiras dos pacientes. Mais recentemente, os computadores têm sido utilizados para armazenar dados dos pacientes, tais como fotografias e radiografias. Os modelos podem ser armazenados e visualizados em computadores utilizando software como emodel, OrthoCAD e 3Shape Ortho System da 3Shape A/S. Tornam a recuperação de imagens mais rápida e fácil, eliminando a necessidade de grandes quantidades de áreas de armazenamento físico para modelos de gesso. A tecnologia também permite ao médico diagnosticar eficazmente um caso, incluindo ferramentas como a discrepância do comprimento da arcada e as capacidades de cálculo do rácio de Bolton.

O objetivo do estudo foi comparar a precisão da medição do comprimento da arcada e do cálculo do rácio de Bolton utilizando o software 3Shape Ortho System com o método tradicional de utilização de paquímetros digitais em modelos de gesso em 3 grupos diferentes com base no apinhamento. O tempo necessário para efetuar as medições e os cálculos também foi investigado. Os modelos de gesso e os modelos digitais 3Shape de 45 pacientes foram divididos em 3 grupos. Grupo 1: 15 conjuntos de modelos com apinhamento <2.5mm, Grupo 2: 15 conjuntos de modelos com 2.5-5mm de apinhamento e, Grupo 3: 15 conjuntos de modelos com >5mm de apinhamento, da Clinics of Orthodontics foram usados. Todos os pacientes tinham dentições completas de primeiro molar a primeiro molar em ambas as arcadas. Foram efectuadas medições mesiodistais de cada dente na sua maior largura, utilizando paquímetros digitais nos modelos de gesso. As mesmas medidas foram feitas nos modelos digitais 3Shape dos mesmos pacientes, e a diferença entre os dois foi calculada e comparada através de testes estatísticos. Este estudo concluiu que as medidas efectuadas nos modelos digitais 3Shape se correlacionavam com as medidas efectuadas nos modelos de gesso sem diferença estatisticamente significativa. A discrepância do comprimento da arcada e os rácios de Bolton foram também calculados para cada doente, utilizando tanto os paquímetros digitais como o software 3Shape, e os rácios foram comparados estatisticamente, sem diferença estatisticamente significativa entre as medições efectuadas nos modelos de gesso e nos modelos digitais 3Shape. O tempo para medir e calcular a discrepância do comprimento da arcada e o rácio de Bolton, utilizando paquímetros digitais e modelos digitais 3Shape, também foi registado e analisado utilizando a análise estatística e, surpreendentemente, demorou mais tempo no caso dos modelos digitais 3Shape em comparação com os modelos de estudo em gesso. Uma vez que não foi utilizado e comparado qualquer outro software no nosso estudo, parece aconselhável deixar sempre um espaço para mais investigação antes de concluir.

BIBLOGRAFIA

1. Bell, A.F.Ayoub, P.Siebert. Avaliação da precisão de um sistema de imagem tridimensional para arquivar modelos de estudo dentários. Journal of Orthodontics 2003;30:219-223.
2. Meredith L. Quimby, Katherine W.L.Vig et al. A precisão e fiabilidade das medições efectuadas em modelos digitais baseados em computador. Angle Orthod 2004;74:298- 303.
3. Rheude B, Sadowsky PL, Ferriera A, Jacobson A. Uma avaliação da utilização de modelos de estudo digitais no diagnóstico e planeamento do tratamento ortodôntico. Angle Orthod. 2005 May; 75(3):300-4.
4. Peluso MJ, Josell SD, Levine SW, Lorei BJ. Modelos digitais: uma introdução. Semin Orthod. 2004; 10:226-238.
5. Proffit W. In Contemporary Orthodontics. Mosby, 2000; 118-120.
6. Oded Zilberman, Jan A. V. Huggare, Konstantinos A. Parikakis. Avaliação da validade das medidas do tamanho do dente e da largura do arco usando modelos ortodônticos virtuais convencionais e tridimensionais. Angle Orthod 2003;73:301-306.
7. Salzmann JA, Weber FN. Ortodontia preventiva interceptiva. In: Ortodontia na Prática Diária. 5th ed. Philadelphi: Lippincott; 1974. P. 211-4.
8. Baume LJ HHaSC. Um método para medir as caraterísticas oclusais. Int Dent J 1973;530-7.
9. Bolton WA. Desarmonia no tamanho dos dentes e sua relação com a análise e tratamento da má oclusão. Angle Orthod 1958;28:113- 130.
10. Bolton WA. A aplicação clínica de uma análise do tamanho do dente. Am J Orthod. 1962; 48:504-529.
11. Little R M: O índice de irregularidade: uma pontuação quantitativa do segmento anterior da mandíbula. Am J Orthod 1975 Nov.; Vol.68 No.5:554-63.
12. Proffit WR. Ortodontia Contemporânea. 3ª ed. St Louis, Mo: Mosby; 2000:169170.

13. OrthoCAD™, EUA. Disponível em: http://www.orthocad.com.

14. Geodigm Emodel™, EUA. Disponível em: http://www.dentalemodels.com.

15. Mah J, Freshwater M. Modelos dentários digitais 3D utilizando tecnologia laser. J Clin Orthod. 2003;37:101-103.

16. Mark Barry. Os modelos de estudo digitais de ponta no consultório: Journal of Orthodontics 2011; 45(7): 385-89.

17. GlennerRA: Impressões dentárias. J Hist Dent 45:127-130,1997

18. Matthew J. Peluso, Stuart D. Josell et. Al. Modelos digitais - uma introdução. Semin Orthod 2004;10: No. 3:226-238.

19. Han KU, Vig KWL, Weintraub JA, Vig PS, Kowalski CJ. Consistência das decisões de tratamento ortodôntico em relação aos registos de diagnóstico. Am J Orthod Dentofacial Orthop. 1991; 100:212-219.

20. Callahan C, Sadowsky PL, Ferreira A. Valor diagnóstico dos modelos de gesso na ortodontia contemporânea. Semin Orthod. 2005; 11:94-97.

21. Scholz R.P. Armazenamento indefinido de registos ortodônticos. J Clin Orthod 1988; 22:734-735.

22. McGuinness NJ, Stephens CD. Armazenamento de modelos de estudos ortodônticos em unidades hospitalares no Reino Unido. Br J Orthod 1992; 19:227-232.

23. Freeman JE, Maskeroni AJ, Lorton L. Frequência das discrepâncias de tamanho dos dentes de Bolton em pacientes ortodônticos. AmJ.Orthod.Dentofacial Orthop. 1996;24-7.

24. Preto GV. Descriptive anatomy of the human teeth (Anatomia descritiva dos dentes humanos). Philadelphia: SS White Dental Mfg. Co., 1902.

25. Howes AE. Análise de casos e planeamento do tratamento com base na relação do material dentário com o seu osso de suporte. Am J Orthod Oral Surg 1947; 499-533.

26. Neff CW. Oclusão personalizada com o coeficiente anterior. Am J Orthod 1949; 309-14.

27. Wheeler RC. A textbook of dental anatomy and physiology (Um manual de anatomia e fisiologia dentária). Philadelphia: WB Saunders, 1961.

28. Shellhart WC, Lange DW, Kluemper GT, Hicks EP, Kaplan AL. Fiabilidade do dente de Bolton - análise do tamanho quando aplicado a dentições apinhadas. Angle Orthod. 1995; 327-34.

29. Sheridan J. O Espaço do Leitor. J Clin Orthod 2000; 593-7.

30. Crosby DR, Alexander C. A ocorrência de discrepâncias no tamanho dos dentes entre diferentes grupos de má oclusão. AmJ.Orthod.Dentofacial Orthop. 1989;457-61.

31. Heusdens M. O efeito da discrepância do tamanho dos dentes na oclusão: um estudo experimental. AmJ.Orthod.Dentofacial Orthop. 2000; 184-91.

32. Peck H, Peck S. Um índice para avaliar a forma do dente aplicado ao terceiro molar inferior e ao apinhamento pós-retenção. AmJ.Orthod. 1974; 411-30.

33. Smith RJ. Forma dos incisivos e apinhamento dos incisivos: uma reavaliação do rácio de Peck e Peck. AmJ.Orthod. 1982; 231-5.

34. Kaplan RG. Terceiro molar inferior e apinhamento pós-retenção. AmJ.Orthod. 1974; 411-30.

35. Howe RP MJOK. Um exame do apinhamento dentário e a sua relação com o tamanho dos dentes e a dimensão da arcada. Amer J Orthod 1983; 363-73.

36. Schirmer UR, Wiltshire WA. Análise espacial manual e assistida por computador: um estudo comparativo. Am J Orthod Dentofacial Orthop 1997; 112: 676-80.

37. Ho CT, Freer TJ. Uma análise computadorizada da largura do dente. J Clin Orthod. 1999;33:498-503.

38. Gabor G. Um novo princípio de microscópio. Nature 1948; 161: 777-8.

39. Leith EN, Upantnieks J. Photography by laser. Scient Am 1965; 212: 24-35.

40. Martensson b, Ryden H. O sistema Holodent, uma nova técnica de medição e armazenamento de moldes dentários. Am J Orthod Dentofacial Orthop 1992; 102(2): 113-

9.

41. Romeo A, Canal F et al. Hologramas em ortodontia: um sistema universal para a produção, desenvolvimento e iluminação de hologramas para o armazenamento e análise de moldes dentários. Am J Orthod Dentofacial Orthop 1995; 108(4): 443-7.

42. Takasaki H. Topografia de Moire. Ótica Aplicada 1970; 9: 1467-72.

43. Brosky ME, Pesun IJ, Lowder PD, Delong R, Hodges JS. Digitalização a laser de moldes para determinar o efeito da seleção da moldeira e da técnica de formação do molde na precisão. Journal of Prosthetic Dentistry 2002; 87(2): 204-9.

44. Yen CH. Análise de espaço assistida por computador. Journal of Clinical orthodontics 1991; 24(4):236-8.

45. Champagne M. Fiabilidade das medições efectuadas a partir de fotocópias de modelos de estudo. J Clin Orthod 1991; 26: 648-50.

46. 45.Motohashi N, Kuroda T. Um sistema de desenho 3d assistido por computador aplicado ao diagnóstico e planeamento do tratamento em ortodontia e cirurgia ortognática. Eur J Orthod 1999; 21(3):263-274.

47. Sohmura T, Kojima T, Wakabayashi K, TakahashiJ. Utilização de um scanner a laser de ultra-alta velocidade para a construção de formas tridimensionais de dentição e oclusão. Journal of Prosthetic dentistry 2000; 84(3): 345-52.

48. Tomasserti JJ, Taloumis LJ, Denny JM, Fischer JR Jr. Uma comparação de 3 análises computadorizadas do tamanho do dente de Bolton com um método comumente utilizado. Angle Orthod. 2001; 71:351-357.

49. Garino F, Garino GB. Comparação da medição do arco dentário entre gesso e moldes digitais. World J Orthod. 2002; 3:250-254.

50. Kustono, Evans CA. Fiabilidade de um scanner laser de superfície 3D para aplicações ortodônticas. Am J Orthod Dentofacial Orthop 2002; 122(4): 342-8.

51. Santro M, Galkin S, Teredesai M, Nicolay OF, Cangialosi TJ. Comparação de medições efectuadas em modelos digitais e de gesso. Am J Dentofacial Orthop 2003; 124(1): 101-5.

52. Bell A, Ayoub AF, P.Siebert. Avaliação da precisão de um sistema de imagem tridimensional para arquivar modelos de estudo dentários. Journal of Orthodontics 2003; 30: 219-23.

53. Rheude B, Sadowsky PL, Ferriera A, Jacobson A. Uma avaliação da utilização de modelos de estudo digitais no diagnóstico e planeamento do tratamento ortodôntico. Angle Orthod. 2005 May;75(3):300-4.

54. Mayers M, Firestone AR, Rashid R, Vig KWL. Comparação da classificação da avaliação pelos pares (PAR) pontuações do índice de modelos digitais de gesso e baseados em computador. Am J Orthod Dentofacial Orthop. 2005;128:431-434.

55. Costalos PA, Sarraf K, Cangialosi TJ, Efstratiadis S. Avaliação da precisão da análise de modelos digitais para o sistema de classificação objetiva do American Board of Orthodontics para moldes dentários. Am J Orthod Dentofacial Orthop. 2005;128:624-629.

56. Casko J, Vaden J, Kokich V, Damone J, James R, Cangialosi T, et al. Sistema de classificação objetiva para moldes dentários e radiografias panorâmicas. Am J Orthod Dentofacial Orthop. 1998;! 14:589-599.

57. Joshua L. Whetten, Philip C. Williamson, Giseon Heo, Connie Varnhagen e Paul W. Major. Variações nas decisões de planeamento do tratamento ortodôntico de pacientes de Classe II entre modelos tridimensionais virtuais e modelos tradicionais de estudo em gesso. Am J Orthod Dentofacial Orthop. 2006; 130: 485-491.

58. V. Paredes, J.L. Gandia e R. Cibrian. Determinação dos rácios de tamanho dos dentes de Bolton por digitalização e comparação com o método tradicional. Eur J Orthodontics 28 (2006) 120-125.

59. S. Russell Mullen, Chris A. Martin, Peter Ngan e Marcia Gladwin. Precisão da análise espacial com modelos emodais e modelos de gesso. Am J Orthod Dentofacial Orthop 2007; 132:346-

60. Redlich M, Weinstock T, Abed Y, Schneor R, Holdstein Y, e Fischer A. Um novo sistema de digitalização, medição e análise de moldes dentários baseado num sensor holográfico 3D. Orthod Craniofac Res 2008; 11:90-95.

61. Andrew P. Keating, Jeremy Knox, Richard Bibb e Alexei I. Zhurov. Acomparison of plaster, digital and reconstructed study model accuracy. Journal of Orthodontics, Vol. 35, 2008, 191-201

62. Michael F. Leifert, Melvyn M. Leifert, Stella S. Efstratiadis, e Thomas J. Cangialosi. Comparação de avaliações de análise espacial com modelos digitais e moldes dentários de gesso. Am J Orthod Dentofacial Orthop 2009;136:16.el-16.e4.

63. Heather M. I. Horton, James R. Miller, Philippe R. Gaillard e Brent E. Larson. Comparação de Técnicas para Medições Eficientes de Dentes Ortodônticos Utilizando Modelos Digitais. Angle Orthod. 2010;80:254-261.

64. K. Bootvong, Z. Liu, C. McGrath, U. Hagg, Ricky W. K. Wong, M. Bendeus e S. Yeung. Análise de modelos virtuais como uma abordagem alternativa à análise de modelos de gesso: fiabilidade e validade. Eur J Orthods 32 (2010) 589-595.

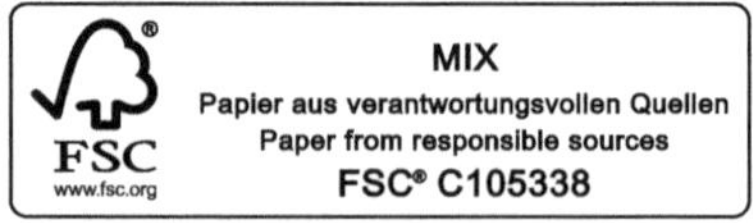

Printed by Books on Demand GmbH, Norderstedt / Germany